Kinderorthopedie

KINDERORTHOPEDIE

De kwetsbaarheid van het jeugdige skelet

Onderste extremiteit

Redactie:
Koos van Nugteren
Dos Winkel

Met bijdragen van:
Bert Vanermen
Frederik Verstreken
Irma Pelgrim
Ingrid Vrenken

Bohn Stafleu Van Loghum
Houten 2005

© 2004 Bohn Stafleu Van Loghum bv, Houten
Alle rechten voorbehouden. Niets uit deze uitgave mag worden verveelvoudigd, opgeslagen in een geautomatiseerd gegevensbestand, of openbaar gemaakt, in enige vorm of op enige wijze, hetzij elektronisch, mechanisch, door fotokopieën, opnamen, of enig andere manier, zonder voorafgaande schriftelijke toestemming van de uitgever.
Voorzover het maken van kopieën uit deze uitgave is toegestaan op grond van artikel 16b Auteurswet 1912 j° het Besluit van 20 juni 1974, Stb. 351, zoals gewijzigd bij Besluit van 23 augustus 1985, Stb. 471 en artikel 17 Auteurswet 1912, dient men de daarvoor wettelijk verschuldigde vergoedingen te voldoen aan de Stichting Reprorecht (Postbus 3060, 2130 KB Hoofddorp). Voor het overnemen van (een) gedeelte(n) uit deze uitgave in bloemlezingen, readers en andere compilatiewerken (artikel 16 Auteurswet 1912) dient men zich tot de uitgever te wenden.

Samensteller(s) en uitgever zijn zich volledig bewust van hun taak een zo betrouwbaar mogelijke uitgave te verzorgen. Niettemin kunnen zij geen aansprakelijkheid aanvaarden voor onjuistheden die eventueel in deze uitgave voorkomen.

ISBN 90 313 4409 5
NUR 894

Ontwerp omslag: A-Graphics Design, Apeldoorn

Bohn Stafleu Van Loghum
Het Spoor 2
Postbus 246
3990 GA Houten

Voor België:
Standaard Uitgeverij
Belgiëlei 147a
2018 Antwerpen

www.bsl.nl
www.standaarduitgeverij.be

Inhoud

Voorwoord 7

Inleiding: vorming en groei van het menselijk skelet 9
Bert Vanermen en Koos van Nugteren

Casuïstiek van de onderste extremiteit: heup/knie/enkel en voet

1 Plotseling ontstane pijn in de lies bij een vijftienjarige
 voetballer 18
 Bert Vanermen
 Addendum: letsels aan groeischijven 21
 Koos van Nugteren

2 Acuut ontstane pijn aan de achterzijde van het linker
 bovenbeen bij een vijftienjarige jongen tijdens voetballen 25
 Bert Vanermen

3 Sinds drie weken bestaande pijn in de linkerlies bij een
 vijfjarige jongen 28
 Bert Vanermen
 Addendum: ziekte van Perthes 30
 Bert Vanermen en Koos van Nugteren

4 Sinds enkele maanden bestaande pijn in de linkerlies bij een
 veertienjarige jongen 41
 Bert Vanermen
 Addendum: epiphysiolysis capitis femoris 44
 Bert Vanermen

5 Een twaalfjarige jongen met sinds vier weken bestaande
 liespijn die aanvankelijk werd geïnterpreteerd als een
 liesbreuk 49
 Bert Vanermen

6	Geleidelijk ontstane knieklachten bij een veertienjarige voetballer met een traumatisch vervolg *Irma Pelgrim* Addendum: ziekte van Osgood-Schlatter *Koos van Nugteren*	53 56
7	Geleidelijk ontstane kniepijn bij een zestienjarige breakdancer *Koos van Nugteren* Addendum: apofysitis: pathologie of surmenage? *Koos van Nugteren*	60 65
8	Een twaalfjarige basketballer met chronisch recidiverende klachten ter hoogte van de buitenenkel *Dos Winkel*	68
9	Pijn rondom de linkerenkel en een zich verslechterend looppatroon bij een vijftienjarige voetballer *Ingrid Vrenken*	72
10	Een zevenjarige jongen met pijn op de wreef van zijn linkervoet waardoor hij in toenemende mate mank liep *Frederik Verstreken en Dos Winkel*	77
11	Een zeventienjarige tennisspeelster met progressief toenemende pijn onder de linkervoet ter hoogte van de metatarsofalangeale overgang *Frederik Verstreken en Dos Winkel* Addendum: ziekte van Köhler II (ziekte van Freiberg) *Koos van Nugteren*	82 85
12	Geleidelijk ontstane pijnklachten onder de rechter voorvoet bij een tienjarige tennisspeelster *Bert Vanermen en Koos van Nugteren*	89

Ossificatiecentra: verschijnen en fusie   94

Register van beschreven aandoeningen   96

Voorwoord

Het skelet van een kind verschilt essentieel van dat van een volwassene doordat het nog groeit. De groeicapaciteit van botweefsel gaat echter ten koste van de stevigheid ervan. Daarom zijn kinderen gevoeliger voor aandoeningen en letsels die samenhangen met de kwetsbaarheid van hun skelet. In dit boek wordt deze specifieke kinderpathologie op een overzichtelijke manier uiteengezet. Daarbij wordt steeds gebruikgemaakt van concrete patiëntencasuïstiek. Samen met schematisch getekende kleurrijke illustraties maakt deze opzet het boek tot een prettig leesbare bron van kennis.

Aangezien vooral *sportende* kinderen hun skelet zwaar belasten lopen ze een verhoogd risico de beschreven letsels en aandoeningen te krijgen. Het boek is dan ook in het bijzonder bedoeld voor (sport)artsen, sportfysiotherapeuten, (kinder)fysiotherapeuten/kinesitherapeuten en oefentherapeuten die (ook) kinderen in hun praktijk behandelen. Tevens is het boek een aanrader voor jeugdtrainers met enige medische kennis: voor hen is het immers extra belangrijk alert zijn op het ontstaan van dit type blessures. Zo kunnen ook zij een bijdrage leveren aan preventie, vroegtijdige herkenning en – zonodig – tijdig doorsturen van de jonge sporter naar een arts.

Inleiding: vorming en groei van het menselijk skelet

Bert Vanermen en Koos van Nugteren

In 1741 ontstond de term orthopedie toen Nicolas Andry, hoogleraar aan de universiteit van Parijs de Griekse woorden *ortho* (recht) en *paedios* (kind) combineerde. Hoewel het woord *orthopedie* dus suggereert dat het gaat om behandeling van kinderen geldt deze benaming sindsdien als het specialisme binnen de geneeskunde dat het 'bewegingsapparaat van de mens in het algemeen' onderhoudt en behandelt.[1] *Kinderorthopedie* is een subspecialiteit van deze discipline waarbinnen men zich bezighoudt met preventie en behandeling van aandoeningen van het bewegingsapparaat bij kinderen.

Een goed inzicht in de normale groei en ontwikkeling van het bewegingsapparaat is essentieel om kinderorthopedische afwijkingen en aandoeningen te kunnen begrijpen. Tijdens de groei kunnen diverse variaties in ontwikkeling plaatsvinden, vooral in de periode tot aan de puberteit. Grote variaties worden vaak aangezien voor pathologie. Het is uiteraard belangrijk dat men kan inschatten wanneer sprake is van een variatie in de normale ontwikkeling en wanneer van pathologie.

De periode van groei kan in drie stadia worden onderverdeeld. Deze stadia bieden een kader waarbinnen men normale en abnormale groei en ontwikkeling kan beschouwen:
1 nul tot twee jaar: baby *(infancy)*;
2 twee jaar tot puberteit: kind *(childhood)*;
3 puberteit tot volwassenheid: puber/adolescent *(adolescence)*.

Eerste stadium: baby

De eerste periode van groei vindt plaats tussen nul en twee jaar: hierin worden de meeste ontwikkelingen in het menselijk lichaam gezien. De mate van groei is het grootst gedurende deze periode, ze neemt daarna af tot aan de puberteit en neemt vervolgens gedurende een korte periode, de groeispurt, weer toe. Een kind bereikt ongeveer de helft van zijn lichaamslengte op tweejarige leeftijd en ongeveer driekwart van zijn lengte wanneer het negen jaar oud is.[1]

Tweede stadium: kind

De tweede groeiperiode begint eigenlijk al halverwege het tweede levensjaar: de mate van groei en ontwikkeling is dan minder snel dan tijdens de eerste periode. Variaties in ontwikkeling kunnen plaatsvinden zowel in de eerste

als in de tweede periode en vaak worden grote variaties aangezien als pathologisch, bijvoorbeeld:[1]
- platvoeten;
- endotorsie van de benen;
- exotorsie van de benen;
- O-benen;
- X-benen.

Deze vormen van 'pathologie' lossen zich gewoonlijk vanzelf op. Behandeling is slechts zelden nodig.

Voorspelling van de lichaamslengte

In de kindertijd is het al mogelijk een inschatting te maken over wat de uiteindelijke lichaamslengte van het desbetreffende kind zal worden. Hiervoor zijn verscheidene methoden beschikbaar. Een eenvoudige methode is het vastleggen van de lichaamslengte en de skeletleeftijd *(zie illustratie over skeletleeftijd)* op een zogenaamde 'groeikaart'.

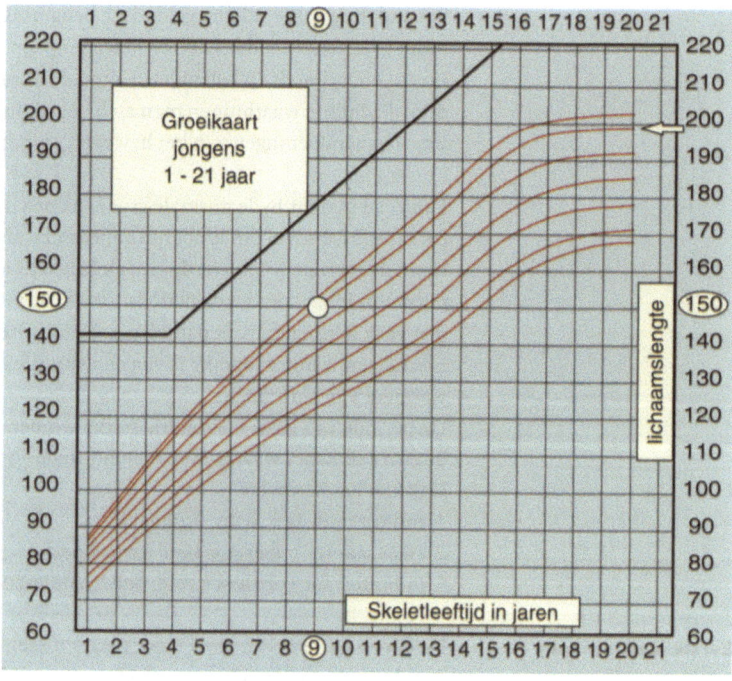

Illustratie van een groeikaart: vastlegging van lichaamslengte en de skeletleeftijd op een punt op de groeikaart geeft een indruk van de nog te verwachten groei door de voorgedrukte curve te volgen die door dit punt loopt. De illustratie toont de te verwachten lichaamslengte van een 1,50 meter lange jongen van wie de skeletleeftijd is bepaald op negen jaar (gele stippen). Hij zal naar schatting bijna twee meter lang worden (gele pijl).

Derde stadium: puber/adolescent

De derde periode van groei vindt plaats vanaf het begin van de puberteit tot aan het moment dat het skelet volgroeid is.[1] Tijdens dit stadium ontstaan duidelijke verschillen in lichaamsproporties tussen jongens en meisjes. Gedurende deze periode vindt ook de 'groeispurt' plaats, waarbij vooral de benen snel in lengte kunnen toenemen. De spierlengtegroei blijft daarbij vaak wat achter zodat spierverkortingen optreden van spieren die snel in kracht toenemen, hetgeen weer aanleiding kan geven tot grote trekkrachten van de insererende pees op het bot. Aandoeningen en letsels van groeischijven ter plaatse van peesinserties zijn dan ook kenmerkend voor deze groeiperiode. Ook andere aandoeningen zoals scoliose of epiphysiolysis capitis femoris doen zich voor tijdens deze periode.

Het kan belangrijk zijn om na te gaan hoeveel het skelet nog zal groeien alvorens fusie van de groeischijven optreedt. Om de mate waarin het skelet is volgroeid te meten kan men gebruik maken van de volgende methoden.

Hand/polsröntgenfoto's

Een röntgenfoto van de hand inclusief het distale deel van radius en ulna geeft een goede indruk van eventueel aanwezige groeistoornissen aangezien zich in de hand een groot aantal epifysen en epifysairschijven bevindt.[2] Door het röntgenbeeld te vergelijken met afbeeldingen die specifiek zijn voor een bepaalde leeftijd kan men de mate van botrijping en daarmee de skeletleeftijd vaststellen.[3] Men kan onder andere de 'Greulich-Pyle'-atlas gebruiken om de skeletleeftijd in te schatten. Vergelijking van de werkelijke leeftijd met de skeletleeftijd onder grote groepen mensen laat zien dat hierin grote individuele verschillen kunnen bestaan. Een Amerikaans onderzoek wees uit dat er eveneens verschillen bestaan in mate van botrijping op een bepaalde (werkelijke) leeftijd tussen Amerikaanse negroïde kinderen en Amerikaans blanke kinderen.[4]

'Tanner maturation index'

De mate van volgroeidheid wordt bepaald door middel van fysiek onderzoek. Bij de Tanner-methode wordt een schatting gemaakt van de mate van borstgroei en de genitale ontwikkeling van de puber. In deze gevoelige leeftijdsgroep wordt de methode weinig toegepast.

'Risser sign'

Deze methode is gebaseerd op de mate van ossificatie van de apofyse van de bekkenkam zoals deze wordt beoordeeld op voor-achterwaartse röntgenfoto's. De ossificatie begint tijdens de puberteit bij de spina iliaca anterior superior. Vervolgens groeit deze strook van botweefsel, de latere bekkenkam, in de loop van de tienerjaren richting dorsaal/mediaal. De mate waarin de apofyse is gevormd geeft een indicatie van de skeletleeftijd van de tiener. Uiteindelijk ossificeert ook de groeischijf die zich tussen de apofyse en het

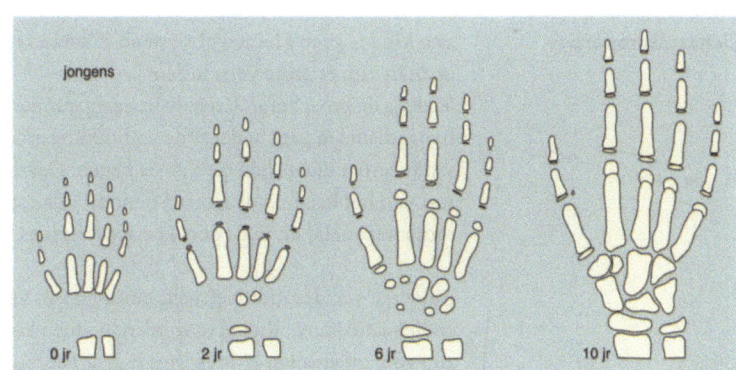

Illustratie van de botontwikkeling in het skelet van de hand op verschillende leeftijden. Door het röntgenbeeld te vergelijken met afbeeldingen die specifiek zijn voor een bepaalde leeftijd kan de mate van botrijping, en daarmee de skeletleeftijd, worden vastgesteld. Meisjes bereiken eerder dan jongens een bepaalde mate van ossificatie.

bekken bevindt: daarna is de apofyse niet meer als een aparte strook op de röntgenfoto zichtbaar. Op dat moment is het skelet volgroeid.

> Risser 1 25% ossificatie van de bekkenkam: prepuberteit en begin puberteit.
> Risser 2 50% ossificatie: net voor of tijdens de groeispurt.
> Risser 3 75% ossificatie.
> Risser 4 100% ossificatie maar nog geen volledige fusie: dit geeft aan dat de groei afneemt. Risser 4 bestaat bij een leeftijd van ongeveer 15 (meisjes) à 16 jaar (jongens).[5]
> Risser 5 De apofyse is volledig aan het bekken vastgegroeid (gefuseerd): de groeischijf is verdwenen. Dit geeft aan dat de groei is beëindigd.

Deze illustratie toont de vijf gradaties van het 'Risser sign': de rand van het bekken wordt verdeeld in vier gedeelten. De plaats tot waar de apofyse gegroeid is bepaalt de gradatie. De tekening toont Risser graad 2¹/₂ (zwarte pijl). Wanneer de groeischijf (lichtrode lijn) volledig verbeend is en de apofyse dus is vergroeid met het bekken spreekt men van gradatie 'vijf'. De verbeende apofysairschijf wordt in de tekening getoond door middel van een onderbroken lijn.

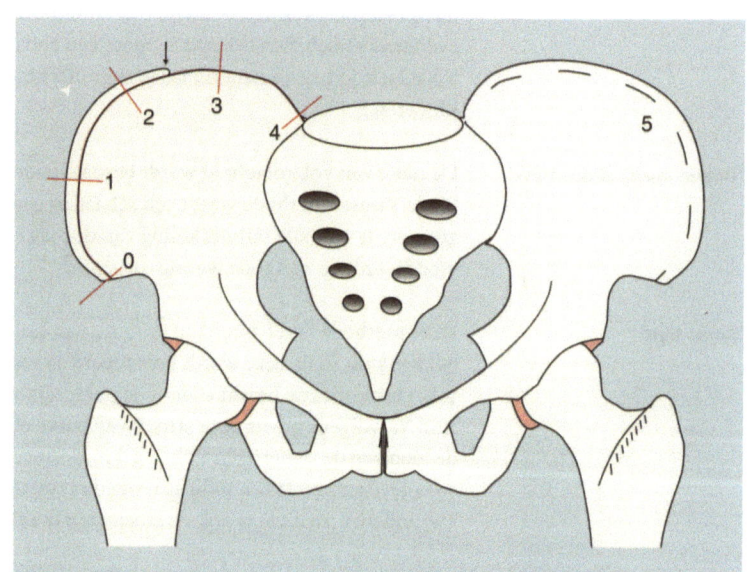

Lichaamsproporties

Een kind is geen kleine volwassene: zowel in fysiologisch als psychologisch opzicht zijn er grote verschillen.

Tijdens de groei veranderen de lichaamsproporties doordat de verschillende lichaamsdelen niet in dezelfde verhouding groeien. De groei van de armen vindt eerder plaats dan die van de benen. Daarbij groeit de voet sneller dan de rest van het been. In de tweede periode, dus tot aan de puberteit, groeit de romp het snelst en in de derde periode, tijdens de adolescentie, de benen.

Kinderen van dezelfde leeftijd kunnen enorm verschillen qua lichaamslengte en lichaamsbouw. Kleine tengere individuen kunnen daardoor extra kwetsbaar zijn voor ongevallen en blessures tijdens sportactiviteiten met leeftijdgenoten.[1]

Deze conventionele röntgenfoto toont de apofyse van de bekkenkam bij een 16-jarige jongen.

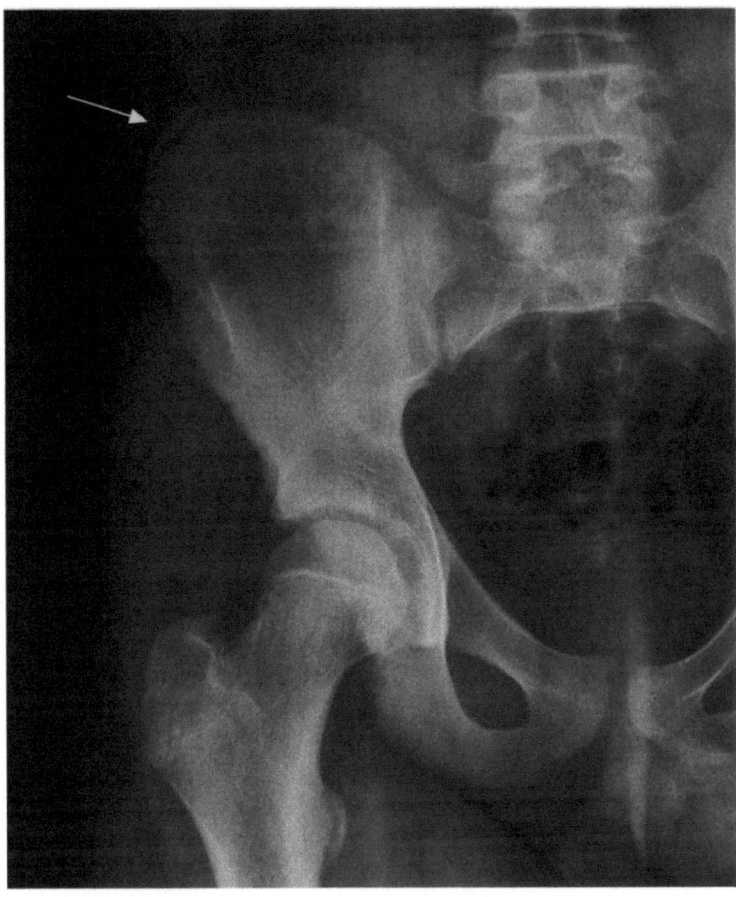

Verschillen in ontwikkeling tussen jongens en meisjes

Er bestaan significante verschillen tussen de beide geslachten met betrekking tot de volgende zaken:[1]
- Sporten heeft weinig effect op de ontwikkeling van de groei voor jongens, maar voor meisjes kan door duursport het moment van de eerste menstruatie worden uitgesteld.
- Bij jongens kunnen hardloopprestaties door goed opgebouwde training steeds verbeterd worden. Bij meisjes wordt een bepaald plateau bereikt, waarna het moeilijk is om door training boven dit niveau uit te stijgen.
- Spierkracht neemt toe tijdens de tienerjaren. Bij meisjes wordt de maximale kracht al bereikt *tijdens* de groeispurt. Bij jongens nemen spierkracht en spiermassa daarna nog toe: deze zijn een jaar *na* de groeispurt het grootst. Een atletisch gebouwde man bestaat voor 40% van zijn lichaamsgewicht uit spierweefsel. Bij vrouwen bedraagt dit percentage 23.[1]
- Ook het percentage lichaamsvet verandert tijdens de adolescentie. Bij jonge kinderen zijn de verschillen gering maar tijdens de groeispurt ontwikkelt zich bij meisjes meer vet dan bij jongens. Bij een volwassen vrouw bestaat 27% van het lichaamsgewicht uit vetweefsel terwijl dit bij mannen gemiddeld 15% bedraagt.[6]

Deze tekening toont een nog niet volledig verbeend femur: de beide epifysen en een apofyse (trochanter major) moeten nog fuseren met de rest van het femur (diafyse). Een epifyse ondergaat gewoonlijk drukbelastingen terwijl een apofyse juist trekbelastingen ondergaat door contractie van insererende musculatuur.

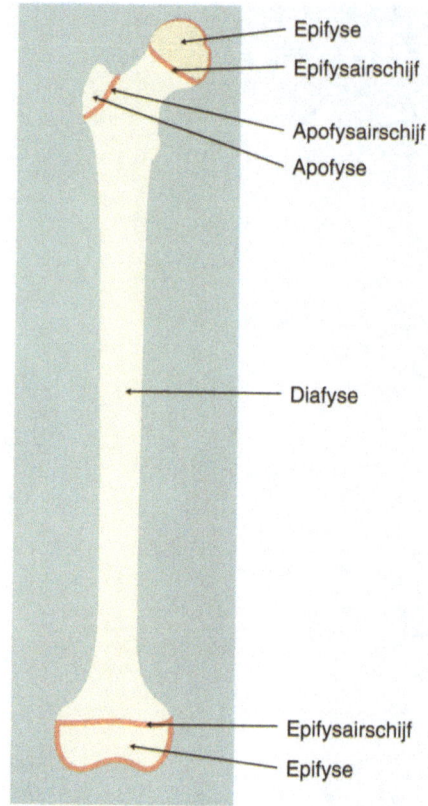

Vorming en groei van beenderen

In de zesde week van de zwangerschap bestaat het skelet in zijn geheel uit fibreuze membranen en hyalien kraakbeen. Vanaf dat moment begint de beenvorming en wordt het kraakbeen vervangen door bot. Dit proces duurt voort tot ongeveer het achttiende levensjaar waarna het skelet volgroeid is aldus Bernards en Bouman (2002)[6]. Deze leeftijd dient men te beschouwen als globale richtlijn aangezien volledige verbening individueel en per lokalisatie verschilt. Zo komt het voor dat een volledige ossificatie van het tuber ischiadicum soms pas plaatsvindt op 25-jarige leeftijd.[2]

Twee vormen van verbening zijn mogelijk: de endesmale verbening vanuit fibreuze membranen en de enchondrale verbening vanuit het al bestaande kraakbeenskelet.

Endesmale verbening

De vlakke botten zoals de schedel, het bekken en de scapula ontwikkelen zich direct uit bindweefsel waarin zich zogenaamde primaire botvormingskernen bevinden: dit zijn groepen mesenchymcellen[a] die zich in osteoblasten kunnen veranderen en in deze hoedanigheid botweefsel kunnen produceren.

---

[a] Mesenchym: netwerk van embryonaal bindweefsel waaruit zich – onder andere – het latere bindweefsel vormt.

Inleiding

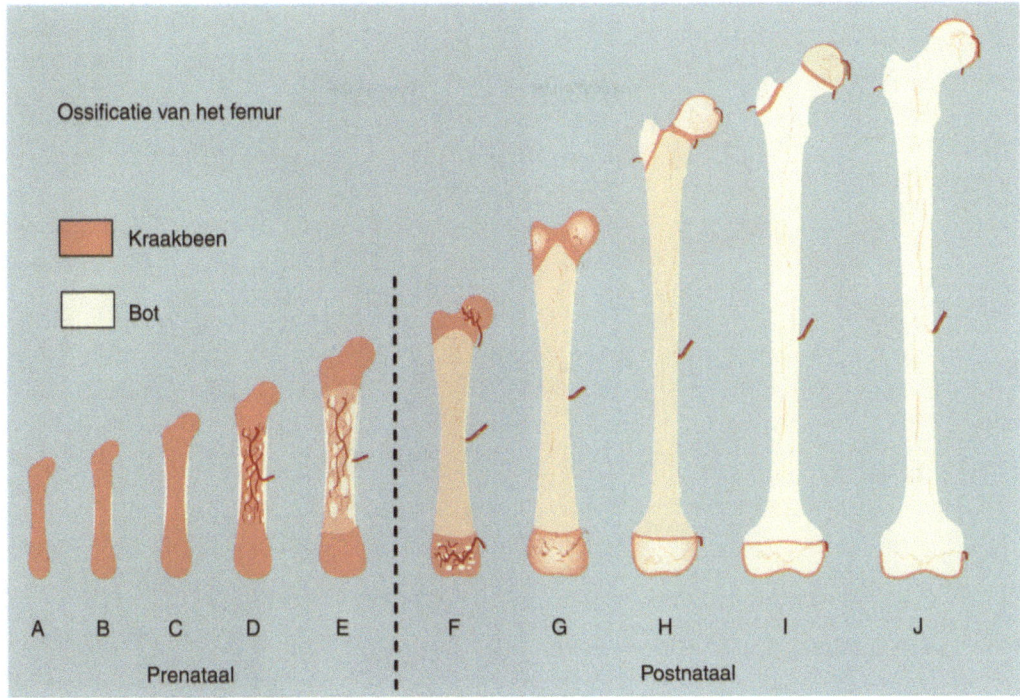

Illustratie van de verbening van een femur.

Deze wijze van botvorming wordt endesmale[b] of desmale verbening genoemd.

Enchondrale verbening

De tweede vorm van verbening die veruit het grootste gedeelte van het menselijk skelet betreft, is de enchondrale verbening. Hierbij gaat het om de verbening van kraakbeenweefsel. De enchondrale vorm van verbening treft men hoofdzakelijk aan in korte botten en in pijpbeenderen.[7]

Verbening van pijpbeenderen

De pijpbeenderen van het menselijk skelet *(zie illustratie)* bestaan in de vroege embryonale fase uit kraakbeen (A). De verbening hiervan start eerst met een proces van *endesmale* verbening van het *omhulsel* van het kraakbenige pijpbeen: het perichondrium (B en C). Deze mantel van bot begint in het midden en breidt zich geleidelijk uit in de richting van de uiteinden. Op een bepaald moment vindt ingroei plaats van bloedvaten, eerst in de schacht ofwel diafyse (D en E) en vervolgens in de epifyse (F) en apofyse (G). Zodra zich bloedvaten binnen het pijpbeen bevinden kan verbening van binnenuit plaatsvinden. Osteoblasten beginnen vanuit de kraakbenige kern met het aanmaken van bot (D en E). De schacht (diafyse) is verbeend rond het tijdstip van de geboorte (F). Verbening van de epifysen *begint* echter pas rond de geboorte.[7]

---

[b] Endesmaal = in het bindweefsel.

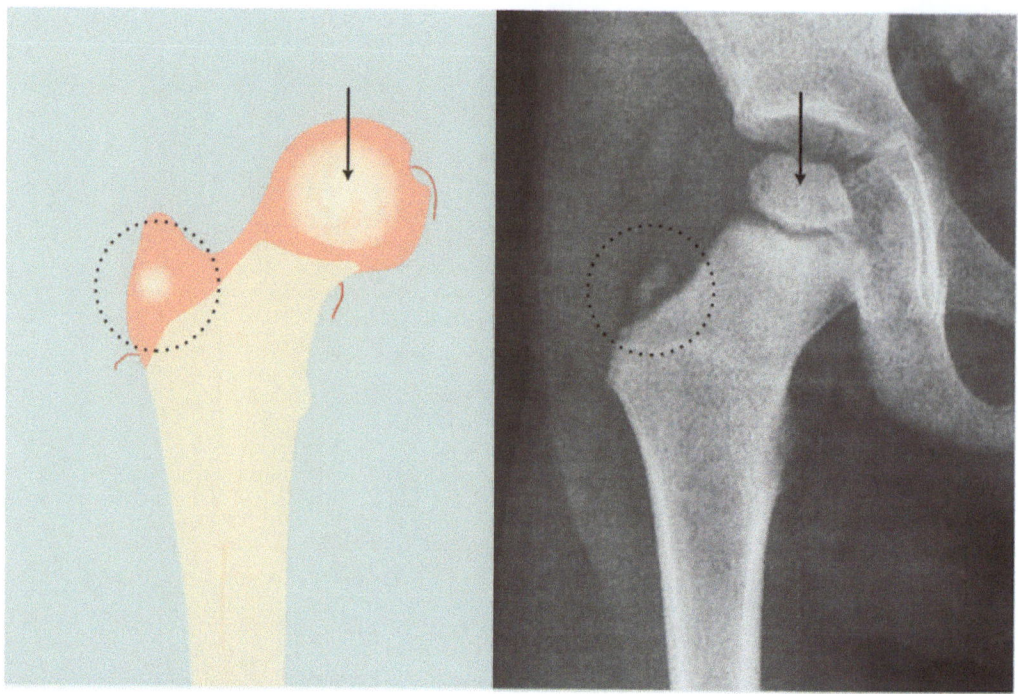

Illustratie en röntgenfoto van het femur van een zesjarige jongen. De periferie van de femurepifyse (pijl) is nog niet volledig verbeend. Een kleine verbeningskern van de femurapofyse (trochanter major) is in de cirkel zichtbaar.

De eerste twee decennia na de geboorte bestaat de periferie van de epifyse nog uit kraakbenig weefsel (F, G en H). Het uiteinde van de epifyse verbeent nooit: het blijft gedurende het gehele leven voortbestaan als hyalien gewrichtskraakbeen. Voordat de epifyse verbeend is en fusie met de diafyse heeft plaatsgevonden bestaat er tussen epifyse en diafyse nog langdurig een kraakbenige laag (groeischijf) van waaruit ononderbroken kraakbeen wordt gevormd. Dit kraakbeen wordt aan de *diafysaire* zijde omgezet in bot waardoor botgroei in de lengterichting van het pijpbeen plaatsvindt. De *epifysaire* kant blijft nog langdurig kraakbenig van aard en is daarom op kinderleeftijd nog niet volledig zichtbaar op röntgenfoto's. Door enchondrale verbening die plaatsvindt vanuit het centrum van de epifyse vormt zich geleidelijk een botachtige epifyse die op de röntgenfoto kan worden waargenomen. Een dergelijke verbeningskern wordt ook wel ossificatiecentrum genoemd.[c] Volledige fusie van de epifyse aan de diafyse vindt plaats tussen 15 en 25 jaar (J): dit moment verschilt per lokalisatie en per persoon. Bij vrouwen zijn de botten sneller uitgerijpt dan bij mannen.

Kwetsbaarheid van epifysen, apofysen en groeischijven bij kinderen in de groei

In deze speciale jubileumuitgave[d] van *Orthopedische Casuïstiek* wordt patiëntencasuïstiek besproken van afwijkingen en aandoeningen die gerelateerd zijn aan botgroei en verbeningsprocessen: het betreft in het bijzonder

---

[c] Voor de leeftijden waarop de ossificatiecentra van de onderste extremiteit verschijnen zie het overzicht achterin dit boek. Eveneens worden de leeftijden vermeld waarop de verschillende verbeningskernen fuseren met de rest van het skelet.

[d] In de zomer van 2004 bestond de uitgave *Orthopedische Casuïstiek* $12^{1}/_{2}$ jaar.

pathologie van epifysen, apofysen en van de groeischijven. Veel van deze aandoeningen worden, hoewel frequent voorkomend bij sportende kinderen, vaak niet direct als zodanig herkend. Het is daarom zinvol dat (para)medici en sportbegeleiders die werken met kinderen ook op dit gebied enige kennis van zaken hebben opgedaan.

Hopelijk zal dit boek bijdragen aan een beter begrip omtrent deze materie en bijdragen aan een snelle en juiste diagnostiek. Omdat het hier een veelomvattend onderwerp betreft, worden in deze uitgave alleen aandoeningen van de onderste extremiteit beschreven.

Literatuur

1 Staheli LT. Fundamentals of pediatric orthopedics. Third edition. Philadelphia: Lippincott Williams & Wilkins, 2003.
2 Schmidt H, Freyschmidt J. Borderlands of normal and early pathological findings in skeletal radiography. Köhler/Zimmer. New York: Thieme Medical Publishers Inc., 1993.
3 Empelen R van, Nijhuis-van der Sanden R, Hartman A. Kinderfysiotherapie. Maarssen: Elsevier Gezondheidszorg, 2000: p. 70.
4 Mora S, Boechat MI, Pietka E, Huang HK, Gilsanz V. Skeletal age determinations in children of European and African descent: applicability of the Greulich and Pyle standards. Pediatr Res 2001 Nov;50(5):624-8.
5 Hoppenfeld S, Lonner B, Murthy V, Gu Y. The rib epiphysis and other growth centers as indicators of the end of spinal growth. Spine 2004 Jan 1;29(1):47-50.
6 Bouman LN, Bernards JA. Medische fysiologie. Houten/Mechelen: Bohn Stafleu Van Loghum, 2002: p. 40 en 712.
7 Berg F van den. Toegepaste fysiologie: bindweefsel van het bewegingsapparaat. Utrecht: Lemma BV, 2000: p. 65-70.

Hoofdstuk 1
Plotseling ontstane pijn in de lies bij een vijftienjarige voetballer

Bert Vanermen

	Tijdens een voetbalwedstrijd voelde een vijftienjarige jongen bij het hard tegen de bal trappen een felle pijnscheut in zijn lies. Door de hevige pijn was hij niet in staat verder te spelen en moest, ondersteund door zijn teamgenoten, het veld verlaten. De volgende dag werd hij door mij (B.V.) onderzocht.
Status praesens	Patiënt voelt pijn in de rechterlies die duidelijk te provoceren is door actieve flexie van zijn heupgewricht. Hij kan onmogelijk nog tegen een bal trappen, zelfs niet zachtjes. Er is geen pijn in rust.
Inspectie	Er zijn geen afwijkingen zichtbaar; er bestaat een normaal ontwikkelde musculatuur.
Palpatie	Er is geen sprake van warmte of zwelling in het aangedane gebied.
Functieonderzoek	– Bij passief functieonderzoek wordt een normale passieve mobiliteit van de rechterheup gevonden. Wel is de flexie eindstandig pijnlijk. – Flexie tegen weerstand is pijnlijk. – Actieve flexie verloopt – vanwege de pijn – moeizaam.
Specifieke palpatie	Er is sprake van drukpijn ter hoogte van de spina iliaca anterior inferior ter hoogte van de origo van de m. rectus femoris. Palpatie hiervan is het gemakkelijkst indien de heup gebogen is en de overliggende structuren ontspannen zijn (halfzittende houding op de behandelbank).
Interpretatie	Zowel het klinisch onderzoek als de voorgeschiedenis wijzen op een letsel aan de origo van de m. rectus femoris. Op de leeftijd van vijftien jaar zijn de pezen gewoonlijk sterker dan de apofysairschijven van het bekken: dit gegeven maakt een avulsiefractuur van de apofyse ter plaatse van de peesinsertie waarschijnlijk. Nader beeldvormend onderzoek van het bekken kan hierover uitsluitsel geven.
Aanvullend onderzoek	Standaard radiografisch onderzoek: er zijn geen bijzondere afwijkingen zichtbaar op de röntgenfoto.

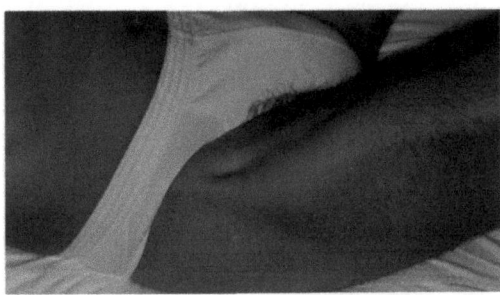 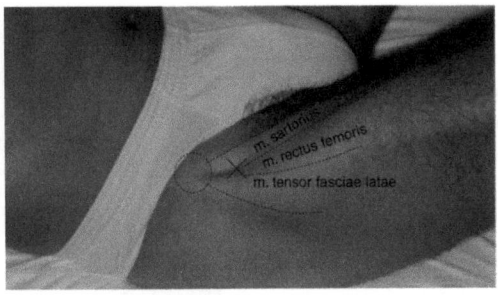

Lokalisatie van de origo van de m. rectus femoris: de origo van de m. rectus femoris aan de spina iliaca anterior inferior (aangegeven met een kruisje) is palpabel ongeveer 5 cm distaal van de spina iliaca anterior superior (cirkel). De lokalisatie bevindt zich 'diep' tussen het proximale deel van de m. sartorius en dat van de m. tensor fasciae latae die beide aanhechten aan de spina iliaca anterior superior. Palpatie kan het beste dwars op het spiervezelverloop worden uitgevoerd en verloopt het gemakkelijkst indien de heup gebogen is en de overliggende structuren ontspannen zijn.

Radiografisch onderzoek, uitgedraaid om de spina iliaca anterior inferior te visualiseren, toont een avulsiefractuur van de spina iliaca anterior inferior.

Diagnose Avulsiefractuur van de spina iliaca anterior inferior

Therapie

In de acute fase is ondersteuning van het looppatroon wenselijk gedurende een week. Patiënt krijgt krukken mee om zijn heup te ontlasten. Daarna is relatieve *rust* noodzakelijk gedurende vijf weken.
Na zes weken mag de jongen beginnen met sporten, waarbij de belasting geleidelijk wordt opgebouwd.
Na twee maanden is gewoonlijk normaal voetballen weer mogelijk.

Standaard radiografisch onderzoek toont geen bijzondere afwijkingen op de röntgenfoto.

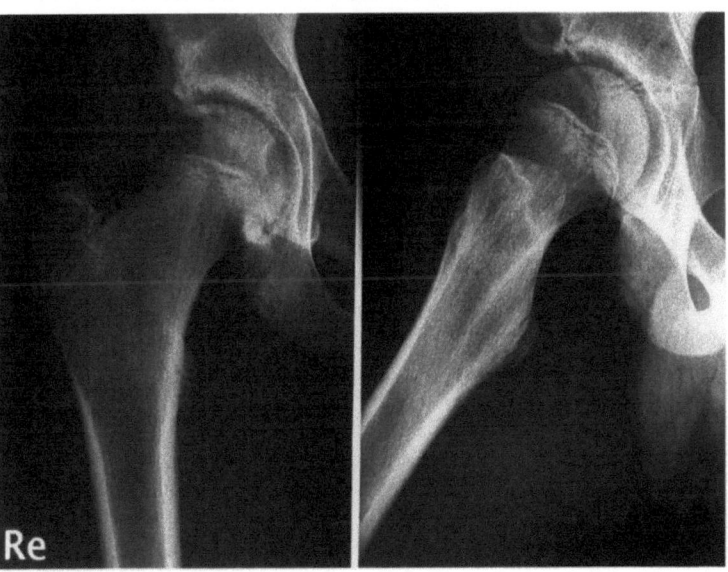

Radiografisch onderzoek, uitgedraaid om de spina iliaca anterior inferior te visualiseren, toont een avulsiefractuur van de spina iliaca anterior inferior.

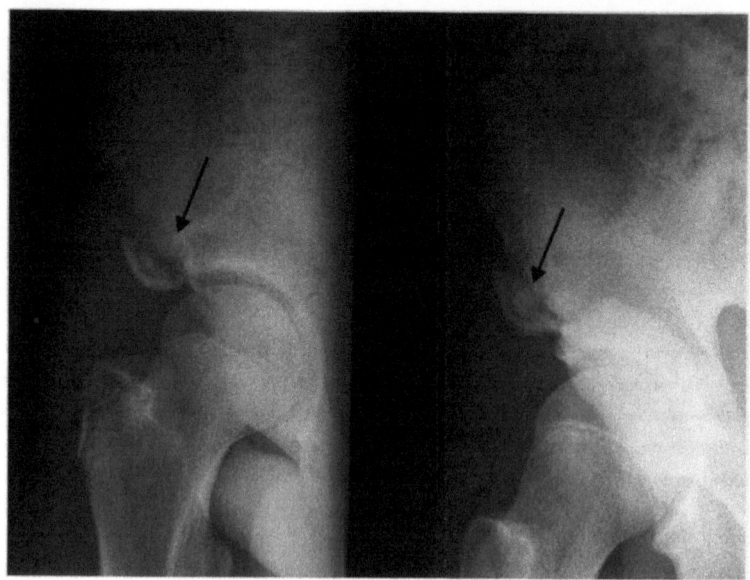

Bespreking

In de puberteit en tijdens de adolescentie is de groeischijf een zwakke plek. Plotselinge krachtsinwerking van de spier veroorzaakt dan, in plaats van een spierscheur of peesruptuur, een avulsiefractuur. Deze avulsiefractuur doet zich voor op de insertieplaats van de spier op de apofyse.
Bij extensie van de heup met de knie in flexie (trapbeweging) wordt de m. rectus femoris uitgerekt. Deze spier heeft haar origo op de spina iliaca anterior inferior. Bij plotselinge krachtige contractie vanuit deze houding kan dat een avulsiefractuur veroorzaken.

De behandeling van dit letsel is conservatief en bestaat uit rust gedurende zes weken. Onvoldoende rust of een te snel toegepaste oefentherapeutische behandeling kan leiden tot het ontstaan van myositis ossificans.

Avulsiefracturen ter hoogte van het bekken kunnen zich voordoen op de volgende lokalisaties:
- spina iliaca anterior superior: m. sartorius
- spina iliaca anterior inferior: m. rectus femoris
- tuber ischiadicum: hamstrings
- trochanter minor: m. iliopsoas
- trochanter major: mm. glutei

Addendum: letsels aan groeischijven

Koos van Nugteren

Groeischijven

Groeischijven zijn plaatsen in het jeugdige skelet van waaruit botgroei plaatsvindt. Vlak na de geboorte bestaat het menselijk skelet voor een groot deel uit betrekkelijk zacht kraakbeen. In deze vroege levensfase krijgt het skelet nog weinig krachten te verwerken. Naarmate het kind ouder wordt, zal het betrekkelijk zwakke kraakbeen geleidelijk plaats maken voor sterker botweefsel.

De lengtegroei van pijpbeenderen vindt plaats vanuit de groeischijf of epifysairschijf. Deze verzorgt de aanmaak van kraakbeen in de richting van de epifyse en de diafyse waar het kraakbeen geleidelijk omgezet wordt in bot.

Groeischijven die de botgroei verzorgen van apofysen[a] worden ook wel apofysairschijven[b] genoemd. Ook apofysairschijven produceren jong kraakbeenweefsel. Dit kraakbeen wordt in de loop van de tijd van binnenuit omgezet in botweefsel: men noemt dit enchondrale verbening. Op röntgenfoto's is deze botvorming zichtbaar als een zogenaamde groeikern of ossificatiecentrum.

Een voorbeeld van een apofyse is de tuber calcanei. De röntgenfoto rechts ernaast toont duidelijk de lokalisatie van de kraakbenige groeischijf en de apofyse. Het betreft hier een patiënt met apophysitis calcanei (ziekte van Sever).

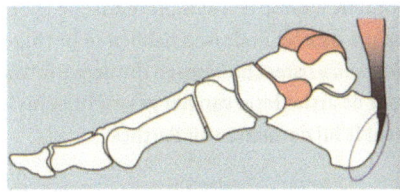 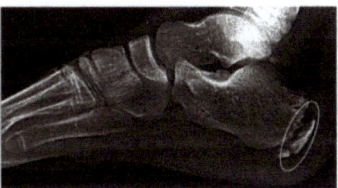

Groeischijven kan men dus onderverdelen in *epi*fysairschijven en *apo*fysairschijven. De epifysairschijf ondergaat onder normale omstandigheden *druk*belastingen terwijl de apofysairschijf vooral *trek*belastingen te verwerken krijgt door tractie van een insererende pees aan het bot. Overbelasting veroor-

---

[a] Een apofyse is een kleine uitwas aan een bot waar zich gewoonlijk een peesinsertie bevindt.
[b] De term 'apofysairschijf' en apofysitis worden gebruikt ter onderscheid van de 'epifysairschijf' en epifysitis. De apofysairschijf heeft veel minder de vorm van een schijf dan de epifysairschijf.

zaakt ontstekingsverschijnselen ter plaatse van de groeischijf en de insertie van de insererende pees.[1]

Etiologie van het apofyseletsel

Op het moment dat de groeischijf zeer actief is – wanneer het kind dus snel groeit en eveneens de kracht van de musculatuur sterk toeneemt, zoals bij sportende tieners – ontstaat dikwijls een disbalans tussen de kracht van de musculatuur en de op te brengen sterkte van het skelet ter plaatse van de apofyse. De musculatuur en de pezen zijn op die leeftijd sterker dan het fundament waarmee ze in het bot verankerd zitten. In extreme gevallen zijn ze zelfs in staat dit fundament (de apofyse) uit het skelet te trekken. In het ergste geval resulteert dat in een acute volledige avulsiefractuur.

Wanneer de botgroei van de lange pijpbeenderen sneller verloopt dan de lengtegroei van de musculatuur ontstaan spierverkortingen, vooral van de lange biarticulaire spieren zoals de m. rectus femoris, m. gastrocnemius en de hamstrings. Deze verkortingen leiden tot een extra hoge belasting van de inserties, zowel bij aanspanning van de spier als bij plotselinge rek.

Pijnklachten rondom gewrichten van fanatiek sportende tieners worden vaak veroorzaakt door overbelasting van voornoemde groeischijven. Soms treden deze problemen al op zonder dat er forse krachten op de groeischijf inwerken. Bij fysiologische belastingen ontstaan dan al pijnklachten ter plaatse van een apofyse: men gaat ervan uit dat er in dat geval een functiestoornis bestaat van de botvormende processen binnen de groeischijf. Dergelijke pathologie wordt ook wel aangeduid met de term 'osteochondrose': osteochondrosen vormen een groep idiopathische, 'self-limiting' aandoeningen die worden veroorzaakt door een stoornis van de enchondrale verbening. Zowel de chondrogenese als de osteogenese van het desbetreffende bot kan verstoord zijn.[2] De combinatie 'ernst van de osteochondrose' en 'hoogte van de inwerkende kracht op de groeischijf' bepaalt samen de ernst van de symptomen. Men zou ook kunnen zeggen dat de belastbaarheid van de groeischijf bepalend is voor het moment waarop een symptomatische apofysitis of epifysitis ontstaat. *Apofysaire* osteochondrosen hebben in het algemeen een gunstiger prognose dan *epifysaire* osteochondrosen die de vorm van het gewricht veranderen en daardoor de articulatie van het gewricht beïnvloeden zoals dat bijvoorbeeld het geval is bij de ziekte van Perthes.

Niet-traumatische apofysitis

Indien sprake is van geleidelijk ontstane botpijn ter plaatse van een peesinsertie kan men spreken van *apofysitis*. De ernst hiervan varieert van milde pijn die steeds terugkeert tijdens zwaar sporten tot hevige pijn bij elk gebruik van de insererende spier. In dat laatste geval is het nodig de aangedane locatie enkele maanden volledig te ontlasten. Het gebruik van krukken – in geval van een aandoening van de onderste extremiteit – is dan noodzakelijk.

De milde vorm van deze aandoening komt bij veel sportende tieners voor en wordt dikwijls niet herkend als apofysitis. Vaak wordt de pijn verklaard als groeipijn, wat overigens niet eens zo ver bezijden de waarheid is. Herkenning van de aandoening is wel belangrijk: een beginnende apofysitis kan immers gemakkelijk verslechteren, vooral als de jonge tiener verplicht is deel te nemen aan belangrijke sportwedstrijden: het risico van avulsiefracturen is daarbij niet denkbeeldig.

Behandeling van apofysitis

Afhankelijk van de ernst wordt een therapie ingesteld die kan variëren van gedoseerd verder sporten tot drie maanden volledig ontlasten. Essentieel hierbij is dat de belasting van het aangedane weefsel zodanig wordt aangepast dat pijn uitblijft. Verder is het zinvol rekkingsoefeningen te doen van de antagonist van de spier die de apofysitis heeft veroorzaakt, vooral in het geval van biarticulaire tot verkorting neigende musculatuur. Elke lokalisatie en mate van ernst vragen daarbij om een eigen therapeutische benadering.

De avulsiefractuur

Bij een acuut traumatisch begin van de pijn kan er sprake zijn van een avulsiefractuur. Meestal is door palpatie de juiste plaats van het letsel op te sporen en in ernstige gevallen is deze zelfs zichtbaar. Een röntgenfoto kan de diagnose bevestigen. Avulsie kan in lichte mate optreden waarbij men een conservatief beleid kan volgen: een à twee weken ontlasten en vervolgens de belasting zeer geleidelijk weer opvoeren. Bij ernstige avulsies is operatieve fixatie noodzakelijk. De hier beschreven patiëntencasus is een voorbeeld van een 'niet-ernstige' avulsiefractuur.

Beeldvorming

De aandoening is zichtbaar op een röntgenfoto als er al enige mate van avulsie is opgetreden. In geval van milde klachten is dat vaak (nog) *niet* het geval. Botscintigrafie (botscan) daarentegen kan de aandoening al in een vroeg stadium aantonen. Een acute avulsiefractuur is zichtbaar mits de foto onder de juiste hoek is genomen.

Het epifyseletsel

Ook de epifyse is gevoelig voor fracturen, alleen zal hierbij niet gauw een avulsie ontstaan. Breuken kunnen optreden tijdens ongevallen: het bot breekt immers op zijn zwakste plek. Soms kan er zonder trauma een fractuur ontstaan: epifysiolyse van de heup is een berucht voorbeeld van zo'n spontaan optredende fractuur van een epifysairschijf.

Bij jonge kinderen is het botweefsel veel flexibeler dan bij tieners. Het verschil in sterkte tussen bot en epifysairschijf is bij hen nog niet heel groot. Bij baby's en jonge kinderen zijn diafysaire botbreuken daarom niet ongebruikelijk. Bij tieners echter is er al sprake van betrekkelijk hard en sterk botweefsel: de harde diafyse en harde epifyse worden gescheiden door de betrekkelijk zachte epifysairschijf. Grote krachten op het bot zullen bij tieners dus eerder leiden tot een breuk van de epifysairschijf. Dit kan grote consequenties hebben voor de groeimogelijkheden van het aangedane lichaamsdeel. Functieverlies van een deel van de epifysairschijf zal namelijk de verdere groei van een deel van het bot verstoren zodat in de loop van de tijd vormveranderingen zullen optreden *(zie illustratie)*.

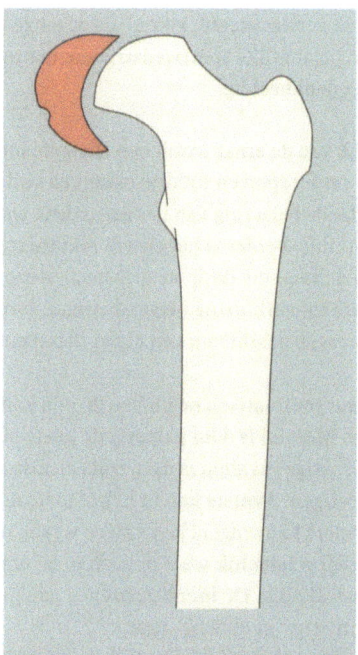

Epifysiolyse: een breuk van de groeischijf tussen femurdiafyse en femurepifyse.

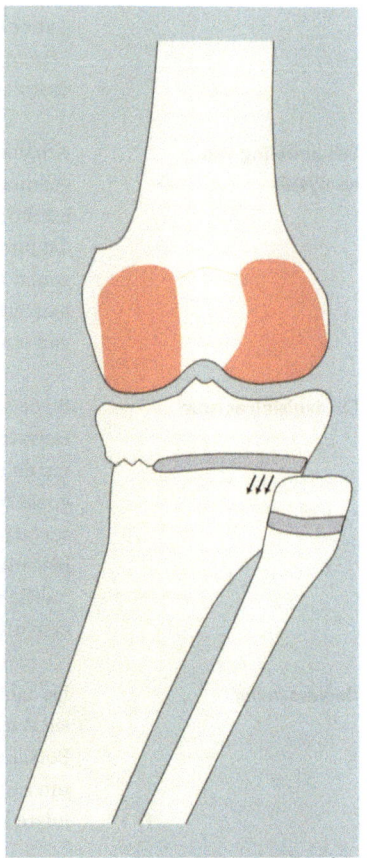

Achteraanzicht van een rechter kniegewricht. Na een epifysaire breuk van de tibia is een botbrug ontstaan aan de mediale zijde. De epifysairschijf is hierbij verloren gegaan. Verdere botgroei is daardoor aan de mediale zijde onmogelijk. De laterale zijde van de tibia kan nu onevenredig snel groeien zodat in de loop van de tijd een angulaire vervorming van het bot zal optreden.

Literatuur

1 Peck DM. Apophyseal injuries in the young athlete. Am Fam Physician 1995 Jun;51(8):1891, 1897-8.
2 Verhaar JAN, Linden AJ van der. Orthopedie. Houten/Diegem: Bohn Stafleu Van Loghum, 2001: p. 227.

Hoofdstuk 2
Acuut ontstane pijn aan de achterzijde van het linker bovenbeen bij een vijftienjarige jongen tijdens voetballen

Bert Vanermen

Tijdens een voetbalwedstrijd probeerde een vijftienjarige voetballer met zijn linkervoet een hoog aangespeelde bal (op schouderhoogte) te schoppen. Tijdens deze manoeuvre voelde hij een felle pijnscheut aan de achterzijde van zijn linker bovenbeen. Verder voetballen was niet meer mogelijk. Patiënt bezocht de volgende dag mijn spreekuur.

Status praesens Pijn ter hoogte van de zitknobbel (tuber ischiadicum).
Gewoon lopen is nog goed mogelijk, maar hardlopen niet vanwege de pijn.

Inspectie Normale spierontwikkeling.

Palpatie Geen zwelling, geen warmte.
Er is drukpijn ter hoogte van het tuber ischiadicum.

Functieonderzoek
- Normale mobiliteit van heup en rug.
- Gestrekt heffen van het been provoceert de voor patiënt kenmerkende pijn.

Aanvullend onderzoek Echografisch onderzoek toont een avulsiefractuur van het tuber ischiadicum ter plaatse van de origo van de hamstrings. Er wordt geen spierscheur of hematoom gevonden. Ook de peesstructuur distaal van de apofyse is intact.

Er worden vervolgens radiografische opnamen gemaakt ter bevestiging van de echografische bevindingen: de röntgenfoto toont eveneens een avulsiefractuur van het tuber ischiadicum ter plaatse van de origo van de hamstrings.

Diagnose Avulsiefractuur van het tuber ischiadicum

Therapie Therapie bestaat uit het tijdelijk ontlasten van de peesinsertie waarna een heel geleidelijke opbouw van de belasting kan plaatsvinden. Bij deze patiënt hield dat het volgende in:
- gedurende één week lopen met krukken;
- relatieve rust gedurende vijf weken en nog geen sportactiviteiten;
- rekkingsoefeningen voor de antagonist van de hamstrings: de m. rectus femoris;

Radiografisch onderzoek toont een avulsiefractuur van het tuber ischiadicum ter plaatse van de origo van de hamstrings.

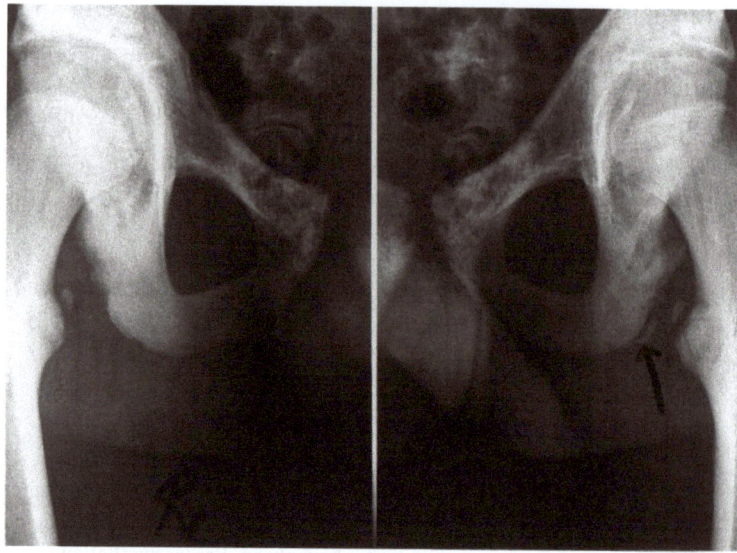

- na zes weken wordt begonnen met opbouwen van de belasting. Lichte sportactiviteiten, maar nog niet voetballen;
- na negen weken start van de voetbalspecifieke training.

Bespreking

De apofyse van het tuber ischiadicum fuseert soms pas met het bekken rond 25-jarige leeftijd. De meeste avulsies worden gezien bij jonge sportieve personen in de leeftijdsgroep tussen vijftien en zeventien jaar. Men kan onderscheid maken tussen een geleidelijk ontstane apofysitis door overbelasting en een acute traumatische avulsie die gewoonlijk wordt veroorzaakt door een plotselinge explosieve contractie van de hamstrings. Als een avulsiefractuur slecht geneest kan dat resulteren in chronische klachten, vooral in de zin van pijn bij het zitten op een harde ondergrond. Eventueel kan het gefractureerde botfragment operatief worden verwijderd.[1]

Deze patiëntencasus is vrijwel identiek aan die zoals beschreven in hoofdstuk 1, alleen de lokalisatie is afwijkend. De oorzaak is in dit geval ook weer een te grote kracht uitgeoefend door trek van de hamstrings op de betrekkelijk zwakke groeischijf van het tuber ischiadicum. Het letsel ontstond in dit geval niet door een te heftige contractie maar door extreme rek van vermoedelijk te korte hamstrings. Op deze leeftijd kunnen hamstrings te kort worden wanneer de groei van het femur sneller verloopt dan die van de musculatuur.

Er zijn diverse andere lokalisaties op en rondom het bekken waar zich apofysen bevinden: ook hier kunnen grote trekkrachten worden uitgeoefend door insererende pezen aan de apofyse, hetgeen gemakkelijk kan leiden tot apofysitis en in extreme gevallen tot avulsiefracturen. Het risico van dit soort letsels zal afnemen zodra de groeischijven gaan verbenen en de apofysen fuseren met het bot. Dit tijdstip verschilt per individu en per lokalisatie. In het alge-

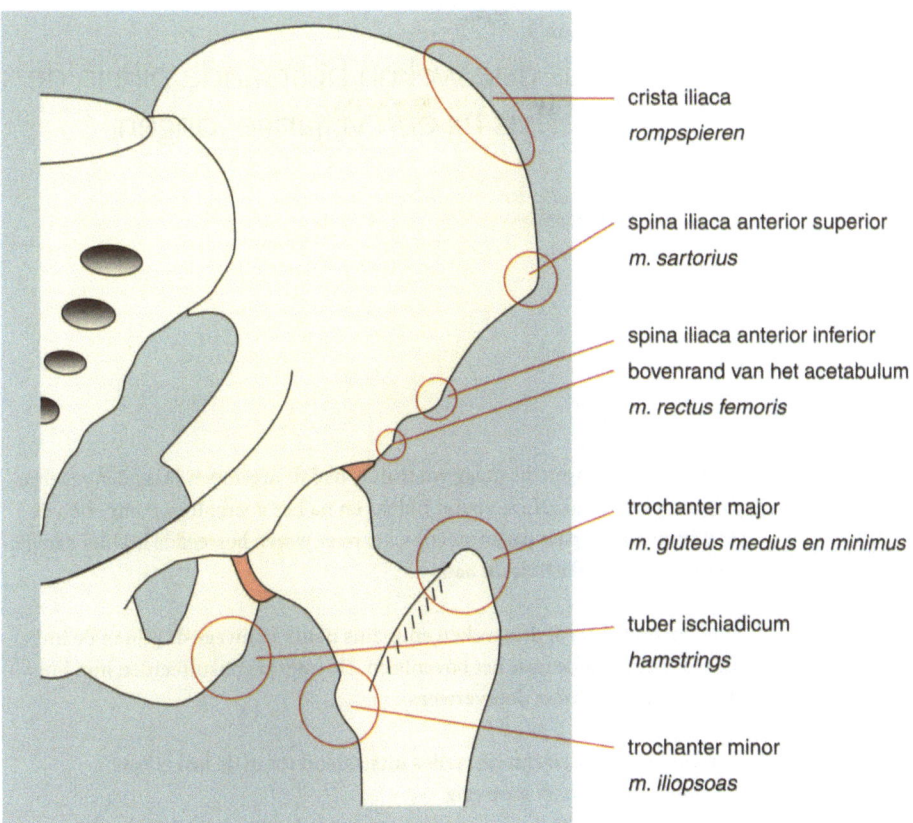

Voorkeursplaatsen van apofysaire letsels en avulsiefracturen.

meen zijn de meeste groeischijven verbeend op ongeveer twintigjarige leeftijd.
Voorkeursplaatsen van apofysaire letsels rondom het bekken staan afgebeeld op de bovenstaande illustratie.

Literatuur

1 Kocis J, Visna P, Vesely R. Traumatic avulsion of the tuberosity of the ischium. Acta Chir Orthop Traumatol Cech 2003;70(5):311-3.

Hoofdstuk 3
Sinds drie weken bestaande pijn in de linkerlies bij een vijfjarige jongen

Bert Vanermen

Een vijfjarige jongen die graag voetbalde, had de afgelopen maanden regelmatig pijn in zijn linkerlies, vooral tijdens en na het voetballen. Aangezien de klachten na een paar dagen steeds weer over waren besteedde hij hier aanvankelijk niet zoveel aandacht aan.

Nu liep hij echter al drie weken enigszins mank vanwege de pijn in de linkerlies, die uitstraalde naar het bovenbeen. De ouders consulteerden hun huisarts die patiënt direct doorverwees.

Status praesens

Patiënt heeft pijn in zijn linkerlies uitstralend tot in de linkerknie.
De pijn is ook in rust aanwezig.

Inspectie

Looppatroon: mankend met een verkorte steunfase van het linkerbeen.
De jongen is klein voor zijn leeftijd.

Palpatie

Er bestaat uitgesproken drukpijn ter hoogte van de linkerlies.

Functieonderzoek

– De mobiliteit van de knieën is normaal.
– De mobiliteit van de linkerheup is beperkt in alle richtingen; endo- en exorotatie zijn het meest beperkt.

Interpretatie

Het functieonderzoek duidt op een probleem van het linker heupgewricht. Coxitis fugax is de meest voorkomende aandoening van het heupgewricht bij kinderen tussen drie en tien jaar. Het betreft een voorbijgaande irritatie van het gewrichtskapsel van het heupgewricht, het meest voorkomend bij jongens.

Differentiaaldiagnostisch moet men denken aan de ziekte van Perthes: deze avasculaire heupkopnecrose wordt het meest gezien bij jongens in de leeftijdsgroep tussen vier en acht jaar. Aangedane kinderen zijn meestal klein voor hun leeftijd.
Beeldvormend onderzoek kan meer duidelijkheid geven.

Aanvullend onderzoek Röntgenfoto's tonen fragmentatie van de caput femoris, ook in het laterale deel (Herring type C[a]). Verder ontwikkelt zich een extrusie van de femurkop naar lateraal en bestaat er deformatie van het acetabulum.

Diagnose Ziekte van Perthes

Interpretatie De avasculaire kopnecrose heeft geleid tot afplatting en verbreding van de femurkop. Door de verplaatsing van de femurkop naar lateraal ontstaat er risico van luxatie.

Therapie Om een goede overdekking van de femurkop te creëren wordt een pandakplastiek uitgevoerd. Daarbij wordt het bovendeel van de heupkom verbreed door een plastiek met bekkenbot. De effectieve belasting per oppervlak van kop en kom wordt hierbij gereduceerd en verdere luxatie van de femurkop naar lateraal wordt op die manier voorkomen.

Follow-up Na de operatie wordt gedurende enkele weken een heupspica aangelegd. Daarna volgt een periode van zes weken waarin patiënt zijn heup niet mag belasten. Na deze zes weken mag de belasting geleidelijk aan weer worden opgebouwd. Het verdere verloop is voor deze patiënt gunstig en uiteindelijk kan hij weer beginnen met voetballen.

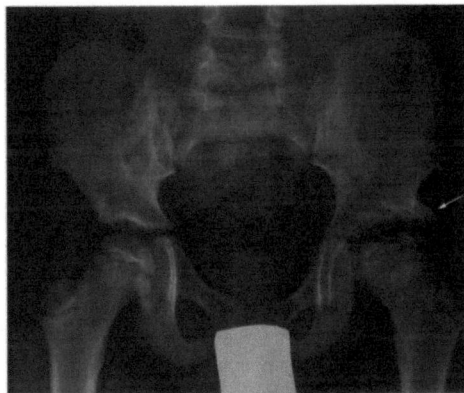
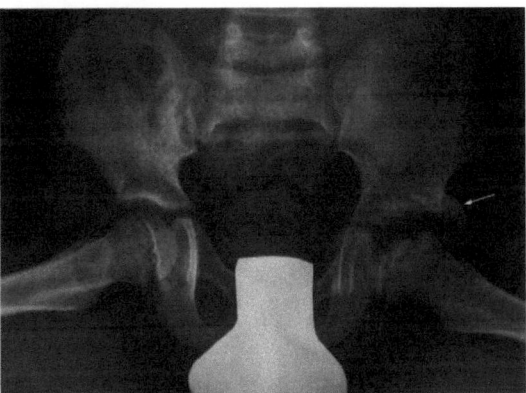

Voor-achterwaartse röntgenfoto en laterale 'Lauenstein'-projectie tonen de pandakplastiek, waarmee een verdere luxatie van de femurkop naar lateraal wordt voorkomen.

[a] In de Herring-classificatie bestaan drie onderverdelingen, namelijk Herring type A, B en C. Bij de Herring classificatie wordt vooral de hoogte nagegaan van het laterale deel van het femur, ook wel laterale kolom genoemd. Indien hier een inzakking bestaat van meer dan 50% spreekt men van type C.

Addendum: ziekte van Perthes

Bert Vanermen en Koos van Nugteren

Inleiding

De ziekte van Legg-Calvé-Perthes[b], of gewoonlijk de ziekte van Perthes genoemd, is een idiopathische avasculaire necrose van de femurkop bij kinderen. Een op de tienduizend kinderen krijgt ermee te maken. De aandoening wordt vier keer zo vaak gezien bij jongens als bij meisjes, vooral tussen vier en acht jaar. De aandoening bestaat bilateraal in 10-15% van de gevallen.[1] Een enkele keer ontstaat de ziekte van Perthes al op tweejarige leeftijd en in uitzonderlijke gevallen kan de aandoening nog op achttienjarige leeftijd optreden.

> Avasculaire necrose betreft *niet* een op zichzelf staande aandoening maar is een pathologische eindtoestand van botweefsel, veroorzaakt door omstandigheden die de bloedvoorziening van het bot doen stagneren.[2] Die omstandigheden kunnen zeer divers zijn.
> De femurkop is een frequent getroffen locatie van avasculaire botnecrose. De ziekte van Perthes is slechts een van de vele aandoeningen die kunnen leiden tot femurkopnecrose.

Etiologie

De exacte oorzaak van de ziekte van Perthes is vooralsnog onbekend. Wel is een aantal factoren beschreven die van invloed zijn op het ontstaan van de aandoening. Zo zijn er sterke aanwijzingen dat ook omgevingsfactoren een rol spelen. Kinderen uit een lage sociale klasse lopen meer kans de aandoening te krijgen. Een laag geboortegewicht verhoogt eveneens het risico.[2] Mata et al. (2000)[3] vonden een vijfmaal grotere kans op deze aandoening onder 'passief meerokende' kinderen. Guerado en Garces (2001)[4] merkten op dat patiënten met een 'Perthes-verleden' relatief veel – andere – skeletafwijkingen hadden in vergelijking met een gezonde controlegroep. Deze auteurs suggereren dat de aandoening te maken kan hebben met een algemene afwijking van de botvormende processen in het lichaam.

---

[b] Jacques Calvé (1875-1954) uit Frankrijk, Arthur T. Legg (1874-1939) uit de Verenigde Staten en George Perthes uit Duitsland beschreven de aandoening onafhankelijk van elkaar in 1910.

A aorta abdominalis
B a. iliaca communis
C a. iliaca interna
D a. obturatoria
E a. iliaca externa
F a. femoralis
G a. profunda femoris
H v. cava
I v. iliaca communis
J v. iliaca externa
K v. circumflexa femoris
L v. femoralis

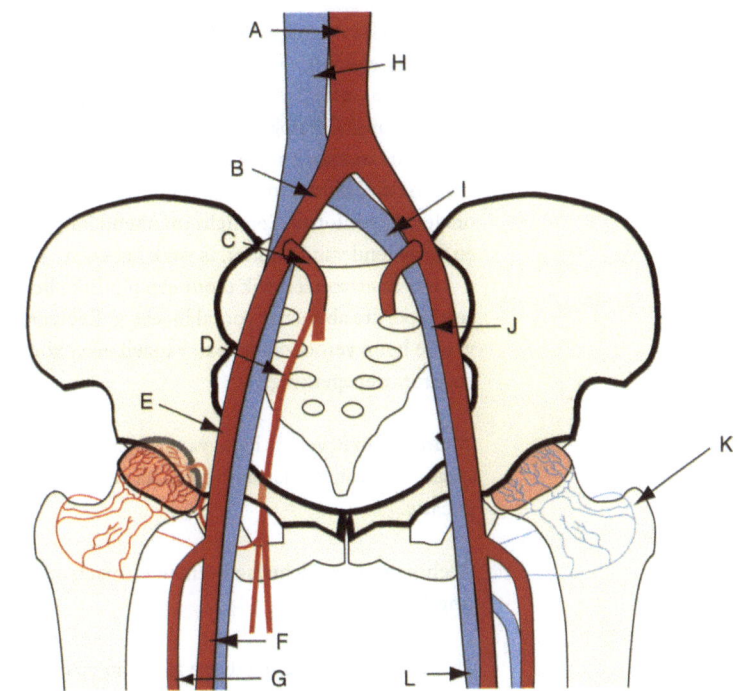

Indruk van de arteriële en veneuze circulatie van de femurkop. Een stoornis in een van beide systemen kan het begin vormen van avasculaire femurkopnecrose.

Kitoh et al. (2003)[5] kwamen tot een soortgelijke conclusie: zij onderzochten röntgenologisch de epifysairschijfgrootte bij Perthes-patiënten en maten de grootte van de epifysairschijf aan de *niet*-aangedane zijde en vonden daar een opvallend 'platte' epifysairschijf. Ook zij suggereren dat een trage ossificatie vanuit de botvormende epifysairschijf gerelateerd kan zijn aan het ontstaan van de ziekte van Legg-Calvé-Perthes.

Burwell et al. (1978)[6] vonden bij een antropometrische studie een afwijkend postuur bij personen met deze aandoening: patiënten hadden proportioneel kleine uiteinden van de extremiteiten, bijvoorbeeld kleine handen en voeten. Afgezien van de gevonden afwijkingen in de botvorming bleek dat het ossificatieproces bovendien *later* plaatsvond dan bij het gemiddelde kind;[7] dit gold niet alleen voor de patiënt zelf maar ook voor andere leden van de familie.

Concluderend kan men zeggen dat er vermoedelijk een groep kinderen bestaat die van nature een verhoogde vatbaarheid voor de aandoening heeft wegens afwijkingen in de botvormende processen. Deze vatbaarheid in combinatie met een (lichte) obstructie van de bloedvoorziening – bijvoorbeeld door stollingsstoornissen of door een (klein) trauma – kan vervolgens leiden tot avasculaire necrose van de femurkop.

Diagnostiek

De symptomen bij de ziekte van Perthes zijn afhankelijk van de leeftijd van het kind, het stadium van de aandoening en de uitgebreidheid van de necrose.

Het beeld bij de ziekte van Perthes kan verraderlijk zijn: de aandoening begint meestal met vage klachten, zeer frequent aan de voorzijde van het bovenbeen, in de lies of alleen aan de voorzijde van de knie; de röntgenfoto laat aanvankelijk nog geen afwijking zien.

In een later stadium treden vormveranderingen op van de femurkop en nemen de klachten toe. Dan wordt de aandoening ook zichtbaar op conventionele röntgenfoto's. Een licht mankend looppatroon, soms zonder enige pijn en wisselend van karakter, is vaak het eerste symptoom.

Het functieonderzoek toont een pijnlijke beperking van de *endorotatie* en een beperkte abductie, vooral bij een geflecteerde heup. De passieve flexie van de heup veroorzaakt vaak vanzelf een *exorotatie* als gevolg van de grote endorotatiebeperking.

Wanneer flexie van de heup vanzelf leidt tot *abductie* ('hinge' abductie) kan sprake zijn van een laterale extrusie van de heupkop: dit is een ernstige complicatie.

Slechte prognostische factoren bij klinisch onderzoek zijn pijn en forse bewegingsbeperkingen.

Beeldvorming

De eerste veranderingen die te zien zijn op conventionele röntgenfoto's zijn verbreding van het gewricht en op laterale opnamen de vorming van een subchondrale 'lijn' in de femurkop. Deze oplichting wijst op de aanwezigheid van compact necrotisch bot, de vorming van nieuw bot en neerslag van calciumverbindingen.[8] Dit radiografisch beeld is 'bewijzend' voor het bestaan van de aandoening. De gewrichtsspleet kan verruimd overkomen op de röntgenfoto als gevolg van het feit dat de botgroei vanwege circulatietekorten stagneert, terwijl het kraakbeen – dat immers gevoed wordt door diffusie – normaal kan doorgroeien. Als subluxatie naar lateraal plaatsvindt zal de gewrichtsspleet aan de mediale zijde extra vergroot zijn.

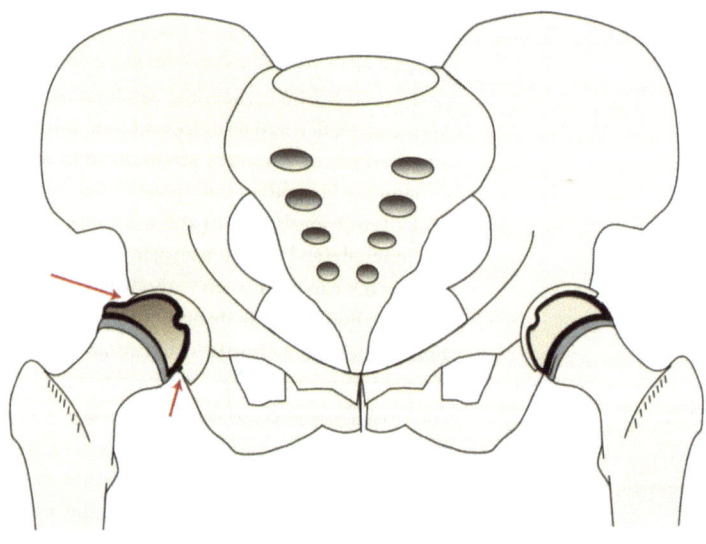

Tekening van een door de ziekte van Perthes aangedane rechterheup: de enigszins verbrede femurkop subluxeert naar lateraal en toont een grotere gewrichtsspleet aan de mediale zijde (zie pijlen).

MRI kan de aandoening in een zeer vroeg stadium aantonen, nog voordat vormveranderingen zijn opgetreden. Hetzelfde geldt voor de botscan. Een MRI en een botscan kunnen eventueel worden gebruikt wanneer twijfel bestaat over het al of niet aanwezig zijn van de aandoening.

Afwijkingen op röntgenfoto's die wijzen op een slechte prognose
Catterall[9] beschreef een aantal risicofactoren, zichtbaar op röntgenfoto's die worden geassocieerd met slechte resultaten op lange termijn. Deze factoren zijn:
- calcificatie lateraal in de epifyse en metafyse, zichtbaar op de röntgenfoto als een opheldering ('Gage sign'): deze calcificatie is een teken van (te) vroege verbening van een vervormde femurkop en geeft dus grotere kans op vormverandering van de femurkop;
- calcificatie lateraal van de epifyse;
- een metafyse-laesie: een scheur in de metafyse kan een eerste aanwijzing zijn voor groeistoornissen van de epifysairschijf;
- laterale subluxatie van de femurkop: dit is een teken van een verbreding van de femurkop;
- een horizontale epifysairschijf: deze wordt gezien bij een geadduceerde heup en leidt vaak tot ernstige vervorming van de kop en bewegingsbeperkingen van het heupgewricht.

Verloop

Het verloop van de aandoening is gewoonlijk variabel: een steeds terugkerende obstructie van de bloedvoorziening wordt gevolgd door botnecrose, inzakking van botweefsel en synovitis. Na verloop van tijd wordt de femurkop minder hoog en breder. Aan de laterale zijde ondersteunt de femurkop het dak van het acetabulum. Ter plaatse van deze ondersteuning kan een richel ontstaan als gevolg van het lichaamsgewicht dat hier door de femurkop gedragen wordt. Als de necrose ernstig genoeg is verliest de laterale zijde van de femurkop voldoende stevigheid om het acetabulum en daarboven het hele lichaam te dragen en zakt in elkaar. Vervolgens kan de ingezakte vlakke kop naar lateraal subluxeren.

Het vermogen van de femurkop om zich te herstellen is afhankelijk van de ernst van de inzakking en de leeftijd van het kind. Necrotisch bot kan tijdens het genezingsproces weer worden vervangen door gezond botweefsel. Tijdens de groei van het nog jonge kind vindt nieuwe botvorming plaats vanuit de epifysairschijf van de femurkop. Vormafwijkingen kunnen zich dan herstellen zodat uiteindelijk weer een congruent gewricht kan ontstaan. Wanneer het kind ouder is en niet veel meer zal groeien is de prognose veel minder gunstig. De kans op volledig herstel is gering indien de ziekte van Perthes optreedt op achtjarige leeftijd of later.
Meisjes hebben daarbij een slechtere prognose dan jongens, aangezien hun beenderen vroeger uitgerijpt zijn: voor een vervormde femurkop in een bijna uitgerijpt skelet resteert minder tijd om zich nog te herstellen.

Als bij volwassenheid de femurkop zijn ronde vorm heeft herkregen is de prognose gunstig. Blijft er echter op volwassen leeftijd een relatief vlakke kop over dan zal dit aanleiding geven tot episodische heupklachten en op lange termijn tot vervroegde artrose.

Stadia

De aandoening kan worden ingedeeld in vier stadia.[1]
1 Synovitis van het gewricht. Dit stadium duurt gewoonlijk enkele weken. Stijfheid en pijn zijn de eerste symptomen.
2 Necrose en collaps van de femurkop. Dit stadium duurt gewoonlijk zes tot twaalf maanden. De aandoening is nu duidelijk zichtbaar op röntgenfoto's.
3 Fragmentatie van de femurkop. Dit stadium duurt een tot twee jaar. Hoewel tijdens deze periode de femurkop vaak (verder) inzakt zijn genezende processen actief: het necrotisch botweefsel wordt opgeruimd en nieuwvorming van botweefsel vindt plaats, wat een vlekkerig (fragmentatie) beeld geeft op de röntgenfoto.
4 Reconstructie: vorm en grootte van de femurkop herstellen zich weer door botvormende processen die plaatsvinden bij een nog groeiend kind.

Classificatie

Verschillende classificatiesystemen worden gebruikt om de conditie van de femurkop in kaart te brengen.

– *Salter Thompson*
De Salter Thompson-classificatie is gebaseerd op de beoordeling van een breuklijn die al in een vroeg stadium te zien is op laterale röntgenfoto's. Deze breuklijn vormt de grens tussen levend en dood botweefsel en geeft een indruk van de mate van necrose.
Type A: minder dan 50% van de femurkop is aangedaan.
Type B: meer dan 50% van de femurkop is aangedaan.

– *Cattarall*
De Catarall-classificatie geeft een indruk van de lokalisatie van de necrose binnen de femurkop *(zie illustratie)*. Beoordeling hiervan verschilt nogal per beoordelaar.[10]

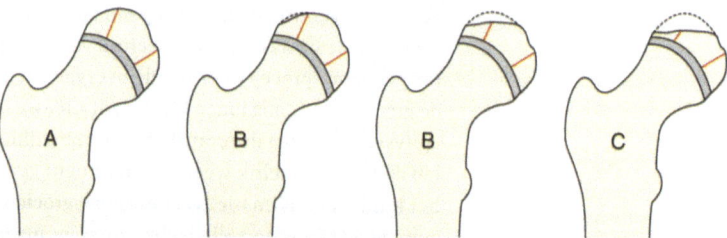

Catterall-classificatie van de ziekte van Perthes, gebaseerd op de lokalisatie en uitgebreidheid van de necrose.
groep 1:   alleen het voorste deel van de femurkop is aangedaan;
groep 2:   het voorste en laterale deel van de kop is aangedaan;
groep 3:   de gehele femurkop is aangedaan behalve het posteromediale deel;
groep 4:   de complete epifyse is necrotisch.
NB: vanaf groep 2 ontstaat ook geleidelijke inzakking van de femurkop (niet afgebeeld).

– *Herring*
De Herring-classificatiemethode is gebaseerd op de mate van inzakking van het laterale deel van de femurkop: dit deel van de femurkop wordt ook wel de laterale pilaar of kolom genoemd. Deze 'pilaar' ondersteunt het acetabulum en daarmee ook het lichaam tijdens de steunfase bij het lopen. Op deze lokalisatie zal – bij botnecrose – de kop snel vervormen.
De Herring-classificatie kent drie onderverdelingen, namelijk Herring type A, Herring type B en Herring type C. De Herring-classificatie geeft een beoordeling van de hoogte van de laterale kolom. De laterale kolom vertegenwoordigt het buitenste deel (15-30%) van de femurkop.
Indien er inzakking is van meer dan 50% spreekt men van type C.
De Herring-classificatie kent een hoge interindividuele betrouwbaarheid.[10] Verder correleert de prognose voor de patiënt duidelijk met de ernst van de Herring-classificatie. Deze classificatiemethode wordt dan ook steeds meer gebruikt.

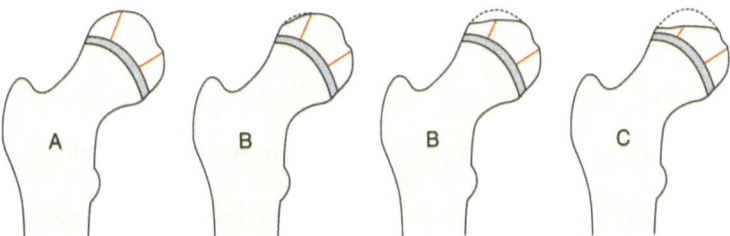

Herring-classificatie: de mate van inzakking van de laterale kolom van de femurkop wordt hiermee weergegeven.

type A: er is geen inzakking van de laterale kolom;
type B: de laterale kolom is ingezakt maar de hoogte van de kolom bedraagt meer dan 50%;
type C: de laterale kolom is voor meer dan de helft ingezakt en de hoogte van de kolom bedraagt minder dan 50%.

Prognose

Alvorens wordt begonnen met een (eventuele) therapie zal men eerst moeten inschatten hoe de prognose voor het kind zal zijn indien *niet* behandeld wordt. Soms is behandeling niet noodzakelijk. Indien wel moet worden behandeld dan zal de *ernst* van de aandoening mede bepalen hoe ingrijpend een eventuele therapie zal zijn. Onderstaande punten geven een indicatie van de prognose in verschillende situaties.[11]

Goede prognose
Kinderen met een goede prognose hoeven niet te worden behandeld. Een goede prognose wordt verwacht indien sprake is van:
– Catterall groep I en II: goede prognose in ongeveer 90% van de gevallen;
– Salter Thompson type A;
– Herring type A.

Slechte prognose
Bij een slechte prognose is behandeling geïndiceerd. Een slechte prognose bestaat in de volgende situaties:

- Catterall groep III en IV;
- Salter Thompson type B;
- Herring type C;
- klinisch onderzoek: veel pijn en bewegingsbeperking;
- de 'Catterall risicofactoren' zijn zichtbaar op röntgenfoto's;
- het kind is jonger dan acht jaar en heeft een vervorming van de heupkop;
- het kind is acht jaar of ouder en er is sprake van Catterall type II, III of IV; er is sprake van Herring type B of C; of er is sprake van Salter Thompson type B.

NB: ook wanneer in een van bovengenoemde situaties er nog geen heupkopvervorming heeft plaatsgevonden kan men spreken van slechte prognose en bestaat er een indicatie voor behandeling.

Onzekere prognose
Bij een twijfelachtige prognose is soms behandeling nodig. Dit kan het geval zijn in de volgende situaties:
- Catterall type II;
- Herring type B.

Dat betekent dus dat de ziekte van Perthes in lang niet alle gevallen behandeld hoeft te worden:
- bij slechts geringe klachten: *niet* behandelen. Het kind bepaalt zelf hoever het kan gaan met het belasten van de heup;
- heel jonge kinderen: *niet* behandelen;
- kinderen met slechts lichte pathologie: *niet* behandelen, ongeacht de leeftijd van het kind;
- houd rekening met de psychosociale toestand van het kind. Bij een emotioneel labiel kind kan een operatieve behandeling of het langdurig dragen van braces nadeliger zijn dan de kwaal zelf. Vooral bij een twijfelachtige prognose kan deze overweging de doorslag geven.

Therapie

Talloze behandelmethoden zijn beschreven in de loop van de tijd. Deze varieerden van 'altijd operatief ingrijpen' tot 'helemaal *niet* behandelen'. Allerlei soorten braces zijn toegepast die soms wel maar vaak geen effect bleken te hebben. Wat de beste benadering is voor deze aandoening is nog steeds niet met zekerheid te zeggen. Degelijke onderzoeken die hierover uitsluitsel kunnen geven zijn nog steeds niet voorhanden, onder andere door het ontbreken van controlegroepen en door het gebrek aan gegevens over de langetermijneffecten.

Het momenteel meest geaccepteerde principe voor behandeling van kinderen met de ziekte van Perthes is handhaving van de vorm van de femurkop: het is namelijk zeer belangrijk dat de congruentie (pasvorm) van het gewricht gehandhaafd blijft. Dit principe wordt ook wel 'containment' genoemd. Een goede pasvorm is nodig om de mobiliteit te waarborgen en het vervroegd ontstaan van artrose tegen te gaan. Een platte heupkop die articuleert in een rond acetabulum zal op termijn degeneratieve veranderingen ondergaan.

'Containment'

De gewrichtskom – het acetabulum – kan worden gebruikt als een mal (vorm) waarbinnen de betrekkelijk zachte epifyse van het femur zich kan vormen. Daarbij moet het laterale aangedane deel van het femur diep in de kom gebracht worden waar het zich via reossificatieprocessen weer aan de holle vorm van het acetabulum kan aanpassen. Door het been te abduceren wordt het laterale deel van de femurkop in het acetabulum gebracht.

Bij abductie van de heup wordt het vervormde laterale deel van de gesubluxeerde femurkop dieper in het acetabulum gebracht.

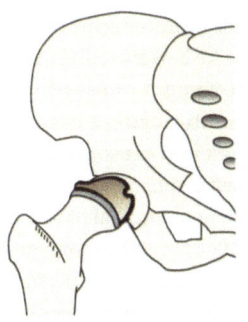
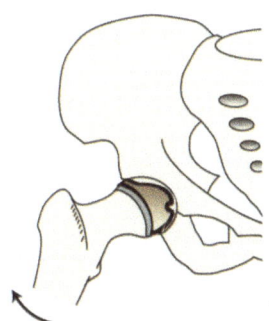

Afhankelijk van de ernst van de aandoening kunnen verschillende therapeutische mogelijkheden worden toegepast.

Conservatieve behandeling

a *Mobilisering van de abductie* indien deze beperkt is. Vervolgens is het van belang dat veelvuldig in het heupgewricht wordt bewogen, waarbij vooral aan de abductie aandacht moet worden besteed. Zwemmen is een goede optie hiervoor. Beweging in een gewricht bevordert de voeding van het kraakbeen door synoviale vloeistofverplaatsing.

b *Abductiebrace:* het meest aangedane deel van de femurkop wordt door de gedwongen abductiestand *in* het acetabulum gehouden. In het geval van een abductiebeperking kan gebruikgemaakt worden van braces die de heup in de loop van dagen in een steeds grotere abductiestand dwingen. Gewoonlijk wordt een vrijwel volledige bewegingsuitslag bereikt in ongeveer tien dagen.[11]

In de loop van de tijd zijn talloze braces ontworpen. Er bestaan abductiebraces die volledige belasting van het gewricht toestaan[c] en een zekere mate van beweging in het gewricht toelaten. De brace moet worden gedragen totdat het gewricht een voldoende mate van reossificatie vertoont en inzakking van de femurkop niet meer kan plaatsvinden. Dat kan zes tot achttien maanden duren. Het fulltime dragen van de brace is gedurende deze periode noodzakelijk. Het zal duidelijk zijn dat dit een behoorlijke belasting voor het kind kan inhouden. Variaties op deze therapie in de zin van nachtspalken, tracties, mobiliserende oefeningen in abductierichting worden dan ook vaak aangeboden als alternatief.

---

[c] Een veelgebruikte brace is de Atlanta Scottish Rite orthosis: deze laat flexie van de heupen (in abductie) toe teneinde belast lopen mogelijk te maken.

NB: soms is de vorm van het femur zodanig veranderd en de congruentie van het gewricht zo gering dat 'containment' niet mogelijk is: er kan aanzienlijke schade optreden aan de femurkop wanneer met geweld toch een abductie wordt uitgevoerd! Eventueel kan een artrografie plaatsvinden om de mate van congruentie van het gewricht te beoordelen[11] en te bepalen bij welke abductiegraad de hoogste mate van congruentie wordt bereikt.

Operatie

Er bestaan verschillende operatietechnieken die het mogelijk maken een permanente 'containment' te bewerkstelligen. Dit wordt bereikt door hoekveranderingen tot stand te brengen van de femurkop ten opzichte van het acetabulum. Hoewel een operatie ingrijpend is, biedt ze ook voordelen: de patiënt wordt immers niet belast met het soms jarenlang dragen van braces. Operatieve mogelijkheden zijn:

- *varusosteotomie van het femur* (al of niet met een rotatiecomponent): een hoekverandering van de femurkop zorgt ervoor dat het aangedane laterale deel verder in het acetabulum gedwongen wordt. Nadeel van deze ingreep is wel dat er altijd een tijdelijke en soms permanente beenlengteverkorting zal ontstaan;
- *osteotomie van het bekken:* hierbij wordt het acetabulum *boven* het aangedane laterale deel van het femur gekanteld zodat deze gelijkmatiger wordt ondersteund en subluxatie niet zo snel kan plaatsvinden;
- *pandakplastiek:* deze wordt toegepast ter voorkoming van subluxatie en luxatie van het caput femoris naar lateraal. Daarbij wordt het bovendeel van de heupkom verbreed door een plastiek met bekkenbot. De effectieve belasting per oppervlak van kop en kom wordt daardoor gereduceerd en (sub)luxatie van de femurkop naar lateraal wordt voorkomen.

Wanneer 'containment' onmogelijk is door de ernst van de vervorming van de femurkop wordt de voor de patiënt beste optie gekozen. Voorbeeld hiervan is de valgusosteotomie, waarbij het reeds misvormde caput femoris na osteo-

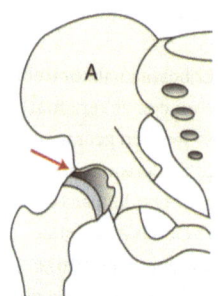 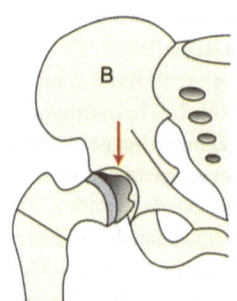 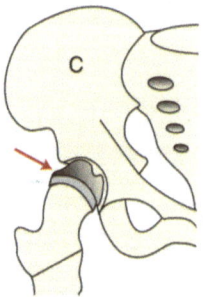

A De tekening toont vervorming van de gesubluxeerde laterale zijde van de femurkop (pijl) waar deze de rand van het acetabulum ondersteunt.

B Door een varusosteotomie wordt het vervormde laterale deel van de femurkop in het acetabulum gebracht (pijl) zodat op lange termijn volledig herstel van de juiste vorm kan optreden.

C Een valgusosteotomie kan worden toegepast wanneer het niet meer mogelijk is de vervormde femurkop in het acetabulum te brengen. Bij een valgusosteotomie wordt het betrekkelijk gezonde deel van de femurkop in het acetabulum gebracht. Het vervormde laterale deel verplaatst zich hierbij verder buiten het gewricht (pijl).

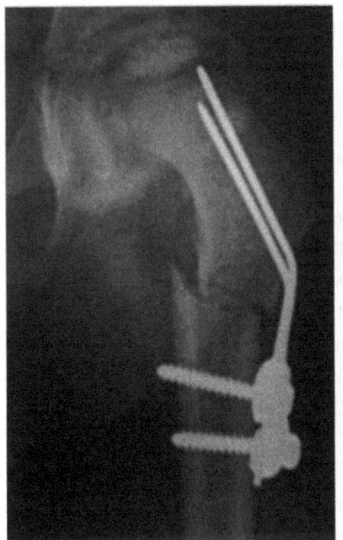 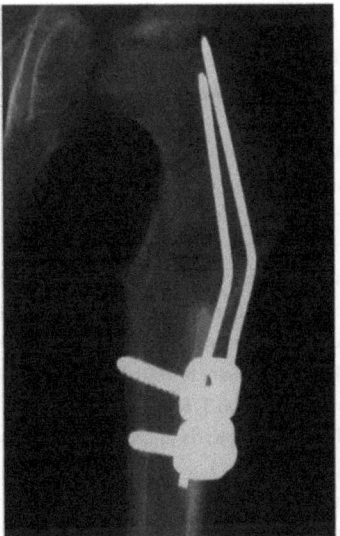 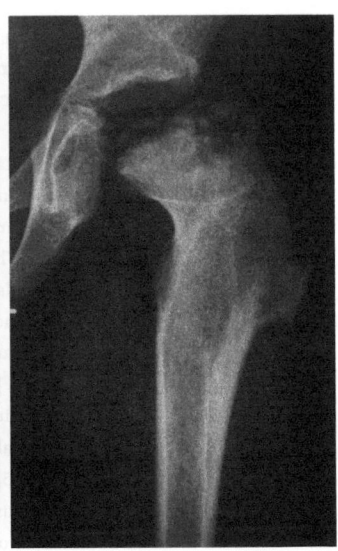

Conventionele röntgenfoto's tonen het heupgewricht na valgusosteotomie, toegepast bij een patiënt met de ziekte van Perthes. De eerste foto is direct na de operatie gemaakt, de tweede toont de situatie na drie maanden, de derde foto die na drie jaar. Het osteosynthetisch materiaal is verwijderd.

tomie wordt gepositioneerd in de meest congruente stand. Hierbij wordt de relatief intacte mediale zijde van de femurkop in de meest optimale stand in het acetabulum gebracht. Deze operatie dient te worden beschouwd als een zogenaamde 'salvage procedure': de beste optie voor een femurkop die niet meer volledig congruent te maken is. De evaluatie of een varisatie of valgisatie wenselijk is, vindt plaats na artrografie van het heupgewricht.

Overwegingen voor fysiotherapeuten/kinesitherapeuten

Wanneer men besluit om een patiënt die lijdt aan de ziekte van Perthes conservatief te behandelen onder begeleiding van een fysiotherapeut/kinesitherapeut kan men gebruikmaken van behandelprincipes die in deze casuïstiek zijn besproken.

- Hoge belastingen van het gewricht dient men te vermijden zolang gevaar bestaat van vervorming van de femurkop: te denken valt aan een sportverbod indien bij het sporten hoge belastingen op het heupgewricht terechtkomen. Sporten waarbij gesprongen wordt zijn het meest belastend. In sommige gevallen is belasten helemaal niet toegestaan: de patiënt is dan enige tijd rolstoelgebonden of loopt met krukken.
- Beweging in het gewricht dient men juist te stimuleren: onbelaste of lichtbelaste oefeningen of sportactiviteiten waarbij veel wordt bewogen in het heupgewricht zijn aangewezen. Zwemmen is dus aan te raden.
- De mobiliteit moet worden onderhouden of – in het geval van bewegingsbeperkingen – worden verbeterd. Vooral de abductiebeweging is hierbij belangrijk.
- Informatie over het verloop van de aandoening is eveneens van belang. Bij een lichte vorm van de ziekte van Perthes kan men spreken van een 'selflimiting disease'. Conservatief behandelde patiënten met een lichte vorm van de ziekte kunnen volledig herstellen.

Nader onderzoek op lange termijn is absoluut noodzakelijk om zekerheid te verkrijgen omtrent de beste methode voor behandeling van deze juveniele avasculaire femurkopnecrose.

Literatuur

1 Staheli LT. Fundamentals of pediatric orthopedics. Third edition. Philadelphia: Lippincott Williams & Wilkins, 2003.

2 Steinberg ME, Steinberg DR. Avascular necrosis of the femoral head. Hoofdstuk 30 uit: The Hip and its Disorders. Philadelphia: W.B. Saunders Company, 1991.

3 Mata SG, Aicua EA, Ovejero AH, Grande MM. Legg-Calve-Perthes disease and passive smoking. J Pediatr Orthop 2000 May-Jun;20(3):326-30.

4 Guerado E, Garces G. Perthes' disease. A study of constitutional aspects in adulthood. J Bone Joint Surg Br 2001 May;83(4):569-71.

5 Kitoh H, Kitakoji T, Katoh M, Takamine Y. Delayed ossification of the proximal capital femoral epiphysis in Legg-Calve-Perthes' disease. J Bone Joint Surg Br 2003 Jan;85(1):121-4.

6 Burwell RG, Dangerfield PH, Hall DJ, Vernon CL, Harrison MH. Perthes' disease. An anthropometric study revealing impaired and disproportionate growth. J Bone Joint Surg Br 1978 Nov;60-B(4):461-77.

7 Harrison MH, Turner MH, Jacobs P. Skeletal immaturity in Perthes' disease. J Bone Joint Surg Br 1976 Feb;58(1):37-40.

8 Rubin A, Farber JL. Pathology. Third edition. Philadelphia: Lippincott-Raven Publishers, 1999: p. 1357.

9 Catterall A. The natural history of Perthes' disease. J Bone Joint Surg Br 1971;53:37.

10 Wiig O, Terjesen T, Svenningsen S. Inter-observer reliability of radiographic classifications and measurements in the assessment of Perthes' disease. Acta Orthop Scand 2002 Oct;73(5):523-30.

11 Weinstein SL. Legg-Calvé-Perthes syndrome. Hoofdstuk 24 uit: Lovell and Winter's 'Pediatric Orthopaedics', 5th ed, vol II. Philadelphia: Lippincott William & Wilkins, 2001: p. 957-98.

Hoofdstuk 4
Sinds enkele maanden bestaande pijn in de linkerlies bij een veertienjarige jongen

Bert Vanermen

Bij een veertienjarige jongen ontstond geleidelijk pijn in de linker liesregio. Aanvankelijk had hij alleen af en toe lichte pijn, maar in de loop van enkele maanden vererergde deze. Wanneer hij veel pijn had straalde deze ook uit naar zijn knie en de jongen liep dan enigszins mank. Aangezien deze klacht steeds vaker voorkwam werd hij doorverwezen voor een orthopedisch consult.

Status praesens
Pijn diep in de lies links.
Licht mankend looppatroon.

Inspectie
Er zijn geen bijzonderheden.

Functieonderzoek
– Er bestaat een beperking van zowel de actieve als de passieve endorotatie.
– De exorotatie lijkt links juist toegenomen in vergelijking met de niet-aangedane rechterzijde.
– Flexie is mogelijk, maar het been beweegt hierbij spontaan in exorotatie en abductie.[a]

Interpretatie
Leeftijd, anamnese en functieonderzoeksresultaten wijzen op de mogelijkheid van epiphysiolysis capitis femoris, een aandoening die voorkomt bij tieners tussen tien en zeventien jaar. In het bijzonder de exorotatietoename bij beperkte endorotatie is een belangrijk diagnostisch gegeven. Beeldvormend onderzoek is nodig om de diagnose te bevestigen.

Aanvullend onderzoek
De röntgenfoto toont de bestaande epifysiolyse.

Diagnose Epiphysiolysis capitis femoris

---

[a] Dit wordt het teken van Drehmann genoemd: dit teken is gewoonlijk positief bij epiphysiolysis capitis femoris.

Therapie

Patiënt wordt opgenomen voor tractiebehandeling gedurende twee dagen om enige repositie van de femurkop te bewerkstelligen. Deze repositie moet zeer voorzichtig worden uitgevoerd vanwege het risico van avasculaire femurkopnecrose. Na de tractie wordt 'pinning in situ' toegepast. Deze pinning blijft gewoonlijk zitten tot het moment dat de groeischijf volledig gesloten is.

Follow-up

In een ander ziekenhuis wordt bij onderhavige patiënt om voor mij onbekende redenen al na enkele maanden het osteosynthetische materiaal vroegtijdig verwijderd. Onder normale omstandigheden dient dit materiaal immers te blijven zitten totdat de groeischijf gesloten is. Deze operatie vormt het begin van een reeks problemen. Enkele maanden na het verwijderen van het osteosynthetische materiaal ontstaat opnieuw pijn in de heup en patiënt herkent deze pijn direct: een hernieuwde slip van de epifyse van de femurkop is opgetreden.

Men besluit dezelfde procedure te volgen als voorheen: tractie en pinning van de femurkop. Hoewel de situatie aanvankelijk verbetert, doet zich na enkele maanden een infectie voor rondom het osteosynthetische materiaal van de aangedane heup. Patiënt wordt weer opgenomen in het ziekenhuis waar een behandeling volgt met antibiotica. Deze kuur mislukt: er treedt sepsis op, waarna men besluit het osteosynthetische materiaal te verwijderen. Weer volgt behandeling met antibiotica, ditmaal toegediend door middel van een intraveneus infuus. Het infectueuze beeld blijft echter bestaan en opnieuw is er sprake van sepsis.

Aangezien het hier gaat om een levensbedreigende situatie wordt de rigoureuze beslissing genomen om de anterolaterale toegangsweg voor de bacteriën volledig te verwijderen. De gehele femurkop wordt weggenomen en het acetabulum wordt gecuretteerd met de bedoeling de infectie volledig te elimineren. Deze heupkopresectie wordt 'Girdlestone-procedure' genoemd: hierna ontstaat een pseudartrose waarbij het femuruiteinde 'articuleert' in de gewrichtskom zodat – aan de geopereerde zijde – een forse beenlengteverkorting optreedt. Aangezien er nu geen sprake meer is van een normaal functionerend gewricht zal patiënt met krukken moeten blijven lopen.

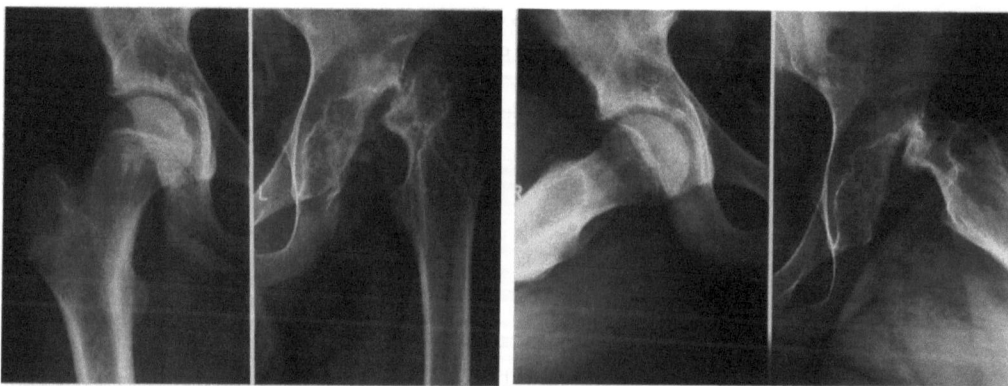

De voor-achterwaartse en laterale röntgenfoto's tonen de heupgewrichten na toepassing van de Girdlestone-procedure.

Een pseudartrose van de linkerheup resteert en het gevolg hiervan is een forse beenlengteverkorting.

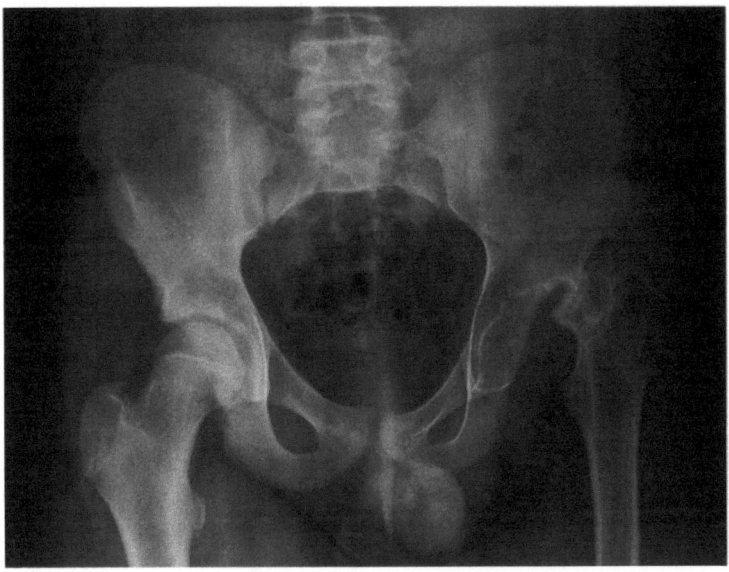

Als behandelingsmogelijkheid voor de toekomst kan worden gedacht aan het plaatsen van een totale heupprothese. Dan zullen echter alle infecties met zekerheid verdwenen moeten zijn. Er dient eerst een botscan te worden gemaakt om nog eventueel aanwezige infectie uit te sluiten.

Bespreking

Bij adolescenten tussen tien en zeventien jaar met heuppijn of pijn ter hoogte van de knie, die uitstraalt vanuit de heup, moet worden gedacht aan een epifysiolyse van de heupkop: het afschuiven van de femurkop ter hoogte van de groeischijf tussen femurhals en femurkop. Er bestaan twee vormen: *1* de geleidelijk en *2* de acuut optredende vorm.

Repositie en pinning van de femurkop worden toegepast om de femurkop op de juiste plaats te brengen en te houden. Vroegtijdige verwijdering van de pinning kan aanleiding geven tot het opnieuw afschuiven van de femurkop, zoals beschreven in deze patiëntencasus.

Patiënten die zijn behandeld wegens epiphysiolysis capitis femoris kunnen op de lange termijn vroegtijdig worden getroffen door artrose, vooral wanneer geen volledige congruentie meer kan worden bereikt tussen femurkop en acetabulum.

Addendum: epiphysiolysis capitis femoris

Bert Vanermen

Inleiding

Bij epiphysiolysis capitis femoris is sprake van loslating van de heupkop ter plaatse van de proximale groeischijf van het femur.[1] Het is de meest voorkomende heupaandoening onder adolescenten: de incidentie is één op 50.000, meestal optredend bij zwaarlijvige jongens en soms bij juist lange magere kinderen. Men kan de aandoening aantreffen in de leeftijd van zes jaar tot aan volwassen leeftijd wanneer de groeischijf gesloten is. Meestal betreft het kinderen tussen tien en zeventien jaar; er bestaat een piek bij jongens op dertienjarige leeftijd en bij meisjes op elfjarige leeftijd. De epifysiolyse treedt in ongeveer een kwart van de gevallen bilateraal op.[2]

Etiologie

De oorzaak van een epifysiolyse is complex van aard. Tijdens de vroege adolescentie is de groeischijf relatief zwak. De heup is daardoor extra kwetsbaar: een heup moet immers in de normale situatie viermaal het eigen lichaamsgewicht kunnen dragen. Individuele variaties in de hoek tussen femurhals en femurschacht kunnen in bepaalde gevallen de groeischijf een meer verticale stand geven, wat ten koste gaat van de stabiliteit.

Verhoogd risico lopen personen met hypothyreoïdie, hypopituïtarisme[b], hypogonadisme[c] en metabole stoornissen als gevolg van Engelse ziekte of behandeling met chemotherapie of bestraling. Deze situaties leiden tot verzwakking van de groeischijven. Indien overgewicht of trauma daarbij aanleiding geven tot extra hoge belasting van de heup kan de groeischijf het begeven.

Verloop

Afglijding van de epifyse kan acuut geschieden of geleidelijk. Ook is het mogelijk dat een combinatie van diverse acute lichte afglijdingen en geleidelijke afglijding plaatsvindt. De meeste 'slips' verlopen geleidelijk in een periode van enkele maanden. Acute afglijdingen vertonen een ernstiger verloop dan de geleidelijke. Het proces van afglijding wordt gestopt door operatieve fixatie of – indien niet behandeld wordt – op natuurlijke wijze aan het einde

---

[b] Onvoldoende werking van de voorkwab van de hypofyse.
[c] Onvoldoende functie van de gonaden (geslachtsklieren), gepaard gaande met onder andere stoornissen in de groei.

van de groeiperiode door verbening van de groeischijf. Een standverandering van de epifyse kan op latere leeftijd een verhoogde kans op artrose met zich meebrengen.

Diagnostiek

Het stellen van de juiste diagnose kan lastig zijn door verschillende factoren: de pijn wordt in veel gevallen gevoeld in de knie en niet (alleen) in de heup. Verder is de – meest voorkomende – geleidelijk optredende epifysiolyse verraderlijk doordat de pijn in eerste instantie vaag is en er ook klachtenvrije perioden aanwezig kunnen zijn. Wanneer onbegrepen kniepijn optreedt bij kinderen ouder dan zes jaar zal altijd ook onderzoek van de heup dienen plaats te vinden.[2]

Klinisch onderzoek

Het klinisch onderzoek toont een opvallend ruime heupexorotatie ten opzichte van de niet-aangedane zijde, terwijl de endorotatie juist beperkt is. Dit laatste kan te maken hebben met een artritis van het gewricht (capsulair patroon) en/of met een standverandering van de femurkop ten gevolge van de afglijding.[2]

Beeldvorming

Conventionele röntgenfoto's zullen gewoonlijk de diagnose bevestigen. Een voor-achterwaartse röntgenfoto toont een eventuele verbreding van de groeischijf en een neerwaartse afglijding van de epifyse. Een röntgenfoto in 'kikkerstand' ofwel een Lauenstein-projectie toont het beste een *achterwaartse* afglijding van de epifyse.

Een botscan toont al een hotspot bij een dreigende epifysiolyse.

MRI toont epifysaire avasculaire necrose wanneer de bloedvoorziening van de epifyse te lijden heeft gehad onder de afglijding.

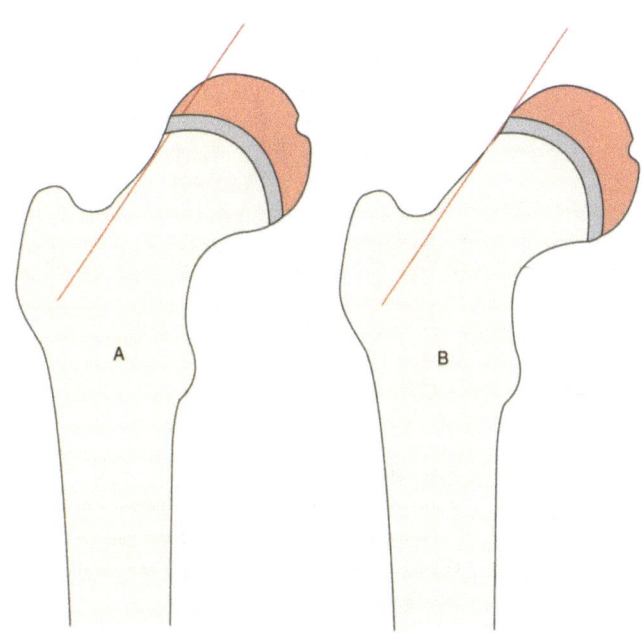

Tekening B toont een lichte afglijding van de femurkopepifyse: een lijn die wordt getrokken langs het laterale distale deel van de femurhals moet onder normale omstandigheden door de epifyse heenlopen (A).

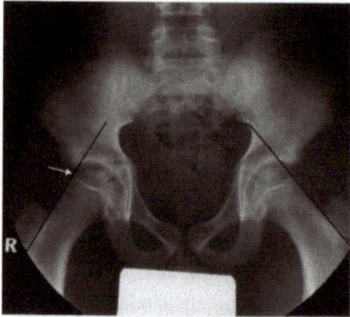 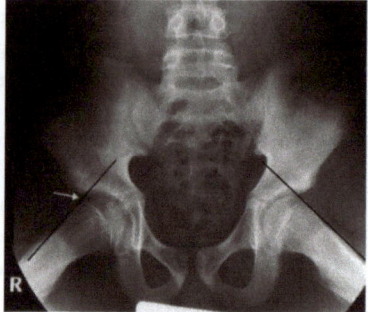

De voor-achterwaartse röntgenfoto (linkerfoto) toont een lichte slip naar caudaal.
De laterale Lauenstein- of kikkerstandopname van de beide femurkoppen (rechterfoto) toont een lichte slip van de rechter epifyse naar dorsaal: aangezien de benen hierbij geëxoroteerd zijn en de beide ossa femorales daardoor vanaf lateraal te zien zijn, toont de foto een verschuiving van de epifyse naar onderen ten opzichte van de ingetekende lijn. Dit kan men zich het beste voorstellen door te bedenken dat de foto van achteren genomen is bij een patiënt met de benen in abductie en exorotatie.

Gradaties

De ernst van een epifysiolyse is afhankelijk van de mate van contact die resteert tussen de afgeschoven epifyse en de femurhals. De verhouding 'contact–afschuiving' kan worden weergegeven met een percentage of een breuk:[2]
- een afschuiving van minder dan 1/3 wordt beschouwd als mild;
- een afschuiving van meer dan 1/3 maar minder dan 2/3 wordt beschouwd als matig;
- een afschuiving van meer dan 2/3 wordt beoordeeld als ernstig.

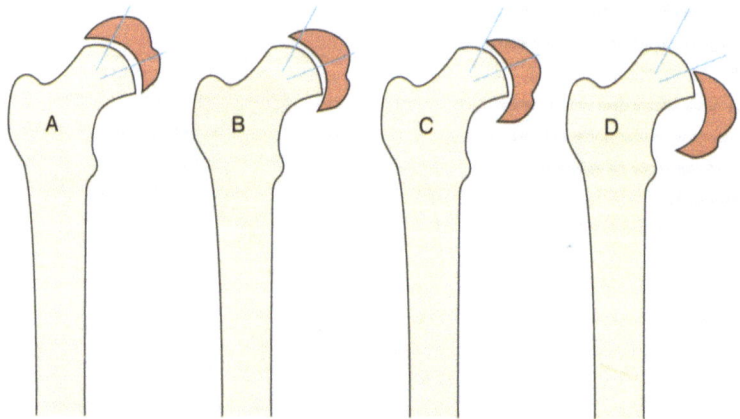

A Er is geen sprake van epifysiolyse.
B Een milde vorm van epifysiolyse: de epifyse is voor minder dan 1/3 afgeschoven.
C Een matige epifysiolyse: de 'slip' bedraagt meer dan 1/3 maar minder dan 2/3.
D Een ernstige vorm van epifysiolyse: de mate van afschuiving bedraagt meer dan 2/3.
(Naar Staheli, 2003)[2]

Therapie

Doel van de therapie is stabilisatie van de epifyse teneinde verdere afglijding te voorkomen. Dit stabiliseren vindt plaats door pinnen, schroeven, epifysiodese of door immobilisering met een gipsverband. De laatste mogelijkheid leidt tot matige resultaten aldus Meier et al. (1992).[3] Pinning wordt beschouwd als de beste optie voor het stabiliseren van de epifyse mits deze ingreep correct wordt uitgevoerd.[4] Bij kinderen jonger dan acht jaar zijn gladde pinnen (geen schroeven) nodig zodat verdere groei van de kop om de pin heen kan plaatsvinden. De uiteindelijke fysiologische verbening van de groeischijf zorgt voor een definitieve fixatie: pas dan kan de pin of schroef worden verwijderd zonder risico van verdere afglijding van de epifyse.

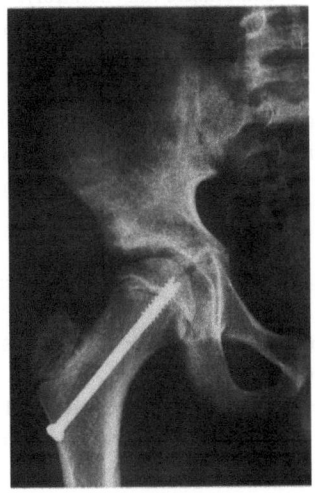 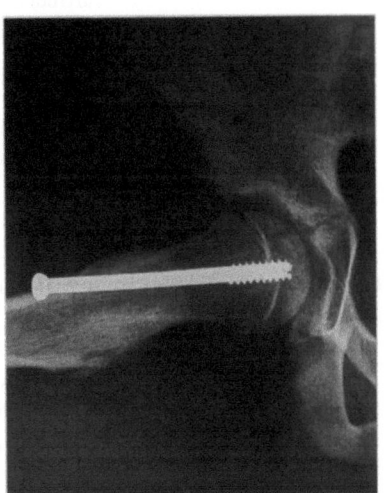

Conventionele voor-achterwaartse röntgenfoto (links) en laterale projectie (rechts) tonen fixatie van de femurkopepifyse na een lichte epifysiolyse bij een twaalfjarige patiënt.

Bilaterale epifysiolyse treedt op in ongeveer een kwart van de gevallen. Men dient daarom bedacht te zijn op aanwezigheid van dezelfde pathologie aan de *niet-aangedane* zijde. Wanneer ook de niet-aangedane heup verschijnselen vertoont van dreigende epifysiolyse, of wanneer de epifysiolyse het gevolg is van een (bijvoorbeeld hormonale) aandoening, is het verstandig om ook de niet-aangedane zijde profylactisch te pinnen.

Complicaties

Diverse complicaties zijn mogelijk als gevolg van een epifysiolyse.

Avasculaire necrose
Avasculaire botnecrose treedt op door beschadiging van bloedvaten die de epifyse vasculariseren. Niet zelden ontstaat deze beschadiging door een poging tot manipulatieve repositie van de epifyse vóór de fixatie ervan. Wordt een reeds langer bestaande afglijding te rigoureus gereponeerd, dan worden de bloedvaten die de epifyse van bloed voorzien uitgerekt en beschadigd zodat avasculaire necrose van de femurkopepifyse kan ontstaan. Alleen wanneer sprake is van een *acute* slip mag men, onder narcose en röntgendoorlichting, een voorzichtige poging ondernemen tot repositie voordat de operatieve fixatie plaatsvindt.[1]

Wanneer er onverhoopt toch avasculaire necrose optreedt moet de patiënt met krukken gaan lopen teneinde (verdere) inzakking van de femurkop tegen te gaan.

Chondrolyse
Loslating van gewrichtskraakbeen kan voorkomen bij zowel de behandelde als de niet behandelde aangedane heup. De gewrichtsspleet versmalt en er ontstaan bewegingsbeperkingen. Tijdelijk lopen met krukken en onbelaste oefeningen zoals zwemmen worden in dat geval aangeraden. Een chondrolyse als enige complicatie hoeft niet te leiden tot ernstige gewrichtsdestructie en artrodese, maar de combinatie van chondrolyse en avasculaire necrose is echter rampzalig voor het gewricht en leidt vaak tot een artrodese.[2]

Infectie
Elke open operatie brengt infectierisico met zich mee. Gelukkig is dit een zelden voorkomende complicatie na pinningchirurgie bij epiphysiolysis capitis femoris. De hier besproken patiëntencasus toont hiervan een dramatisch voorbeeld.

Literatuur

1 Verhaar JAN, Linden AJ van der. Orthopedie. Houten: Bohn Stafleu Van Loghum, 2001.
2 Staheli LT. Fundamentals of pediatric orthopedics, 3rd ed. Philadelphia: Lippincott Williams & Wilkins, 2003: p. 88-89.
3 Meier MC, Meyer LC, Ferguson RL. Treatment of slipped capital femoral epiphysis with a spica cast. J Bone Joint Surg Am 1992 Dec;74(10):1522-9.
4 Givon U, Bowen JR. Chronic slipped capital femoral epiphysis: treatment by pinning in situ. J Pediatr Orthop B 1999 Jul;8(3):216-22.

Hoofdstuk 5

Een twaalfjarige jongen met sinds vier weken bestaande liespijn die aanvankelijk werd geïnterpreteerd als een liesbreuk

Bert Vanermen

In enkele dagen tijd ontwikkelde zich bij een twaalfjarige scholier pijn in de rechterlies. Hij besteedde er eerst niet veel aandacht aan, maar toen na enkele weken de pijn nog niet over was besloten zijn ouders de huisarts te raadplegen. Deze vermoedde na palpatie van het pijnlijke gebied een liesbreuk en stuurde patiënt naar de afdeling chirurgie van het plaatselijke ziekenhuis. De dienstdoende chirurg oordeelde dat er onvoldoende symptomen waren om een liesbreuk te veronderstellen en verwees patiënt naar de afdeling orthopedie voor nader onderzoek.

Status praesens — Pijn in de rechterlies, in rust en bij belasten.

Functieonderzoek — De rotaties van de heup zijn zeer pijnlijk: vooral de endorotatie is beperkt.

Palpatie — Er is drukpijn ter hoogte van de rechterlies.

Interpretatie — Gezien de leeftijd van patiënt moet hier rekening gehouden worden met een epifysiolyse van de rechterheup. Een röntgenfoto wordt aangevraagd en patiënt wordt geadviseerd direct met krukken te gaan lopen.

Aanvullend onderzoek — De röntgenfoto toont een lichte 'slip' van de femurkopepifyse: deze is het beste zichtbaar op de laterale röntgenfoto ('Lauenstein'-projectie): deze toont de verschuiving naar dorsaal. De epifyse is duidelijk minder dan 1/3 afgeschoven.

De lichte slip naar dorsaal is het beste zichtbaar op de laterale Lauenstein-projectie (rechterfoto). De voor-achterwaartse röntgenfoto (links) toont een zeer geringe mate van afschuiving naar caudaal.

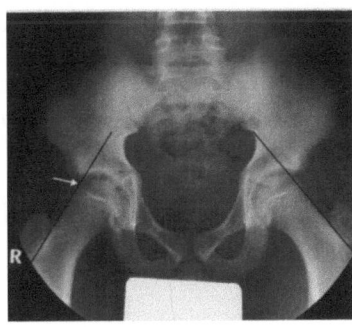 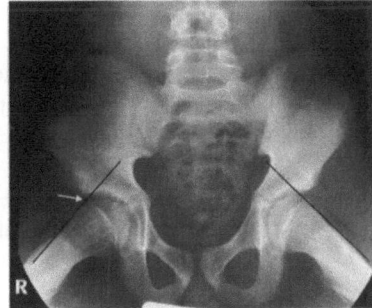

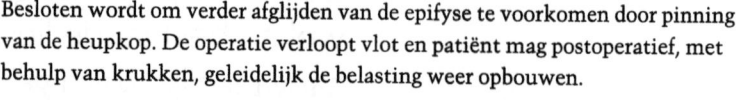

Diagnose Epiphysiolysis capitis femoris

Therapie

Besloten wordt om verder afglijden van de epifyse te voorkomen door pinning van de heupkop. De operatie verloopt vlot en patiënt mag postoperatief, met behulp van krukken, geleidelijk de belasting weer opbouwen.

De voor-achterwaartse röntgenopname toont een goede fixatie van de epifyse.

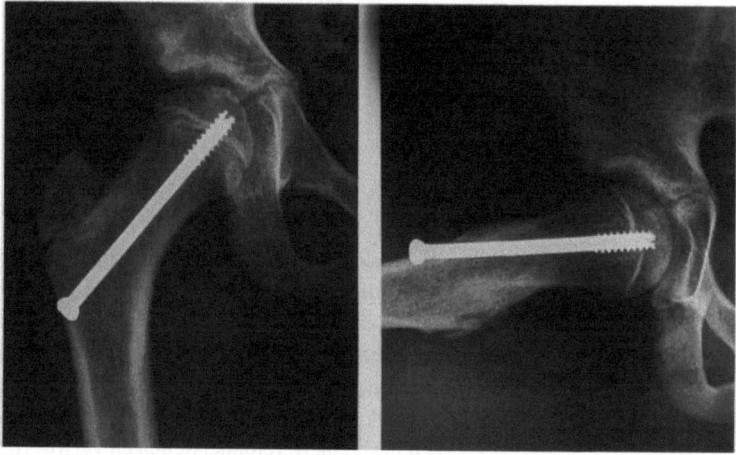

Follow-up

Direct na de operatie is de liespijn verdwenen. De mobiliteit van de heup is in orde en ook de aanvankelijk zo pijnlijke passieve rotaties van de heup zijn nu pijnloos mogelijk.
In de maand die volgt wordt de belasting weer opgebouwd. Een normaal looppatroon zonder krukken blijkt dan weer mogelijk.

Twee maanden na de operatie glijdt patiënt uit en valt. Daarna blijft hij een gevoel van stijfheid houden aan de binnenzijde van zijn rechter bovenbeen. Deze pijn wordt geïnterpreteerd als een gevolg van de val en hij krijgt het advies licht belast verder te revalideren. Fietsen en zwemmen zijn goede mogelijkheden hiervoor.

Drie maanden na de operatie geeft patiënt aan dat zijn rechterlies weer pijnlijk geworden is. Functieonderzoek drie maanden na pinning van de heup wijst het volgende uit:
- flexie van de heup is in orde;
- endorotatie-, exorotatie- en abductiebewegingen zijn pijnlijk.

Aanvullend onderzoek

De röntgenfoto's tonen het beeld van beginnende avasculaire necrose van de femurkopepifyse: een complicatie die soms optreedt na een epifysiolyse. De laterale zijde van de femurkop is aangedaan.

Patiënt krijgt het advies de heup weinig te belasten en bij het lopen van wat langere afstanden krukken te gebruiken.

Röntgenfoto's, drie maanden na de operatie genomen, geven de indruk van beginnende avasculaire necrose van de femurkopepifyse.

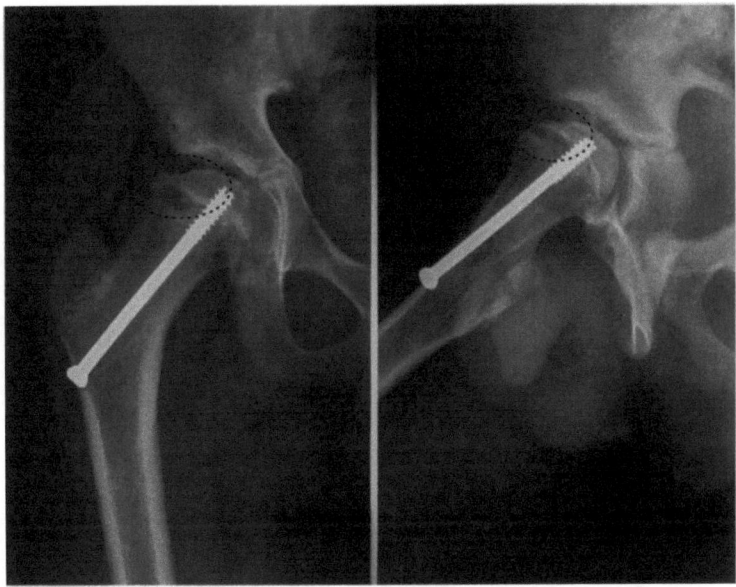

Een half jaar na de operatie is er in de situatie nog weinig veranderd. Patiënt heeft pijn en loopt wat mank. De (klinische) situatie lijkt de laatste maanden echter niet verder te verslechteren. De röntgenfoto's tonen nu duidelijk de avasculaire necrose: het röntgenbeeld komt overeen met dat bij de ziekte van Perthes, met het verschil dat zich een pin in de heupkop bevindt.

Aangezien geen verslechtering in de klinische situatie is opgetreden wordt voorlopig een conservatief afwachtend beleid gevolgd dat bestaat uit:
– doseren van de belasting: op geleide van de pijn mag het been worden belast. Zonodig kunnen krukken gebruikt worden;

De voor-achterwaartse röntgenopname van beide heupen toont het verschil tussen de beide heupkoppen. De avasculaire necrose is nu duidelijk zichtbaar. Deze foto is zes maanden na pinning van de heup gemaakt.

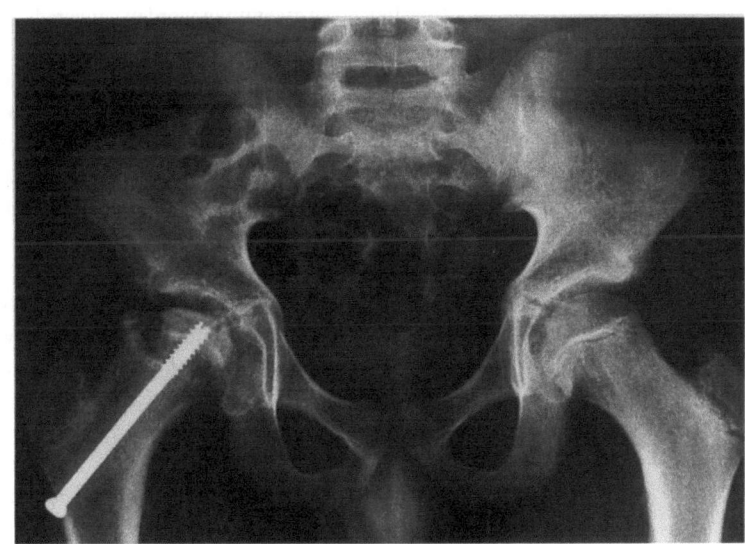

Laterale röntgenopname toont de situatie zes maanden na de operatie.

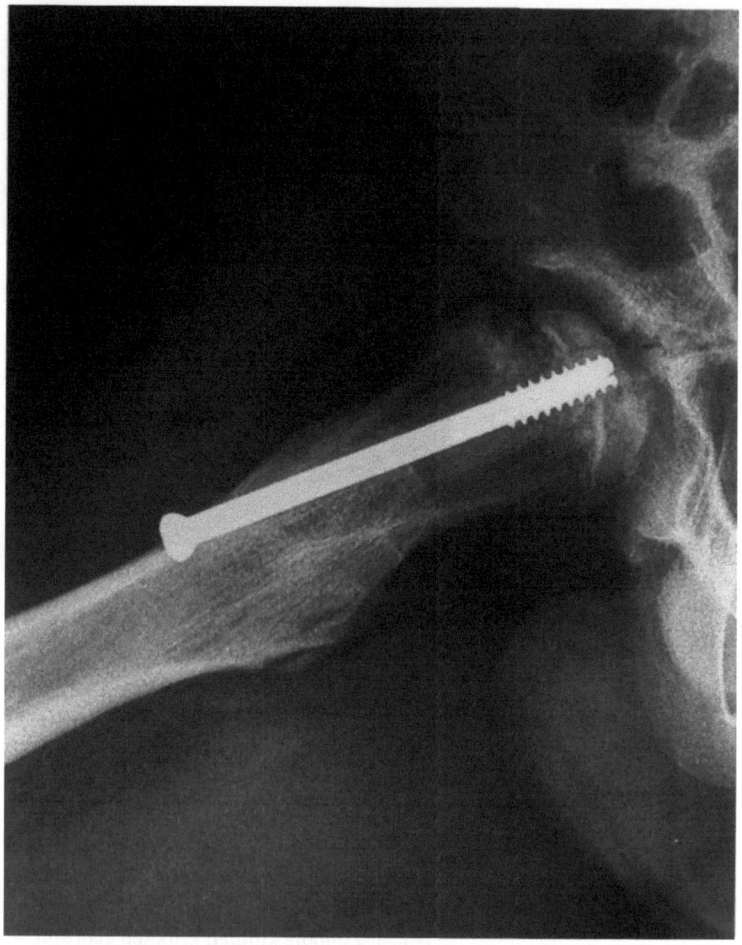

– veel (licht belast) bewegen van de heup, bij voorkeur ook in abductierichting: fietsen en zwemmen worden aangeraden.

Acht maanden na de operatie treedt er een keerpunt op in de situatie: de pijn wordt duidelijk minder en het lopen gaat gemakkelijker. Wel is inmiddels een klein beenlengteverschil ontstaan als gevolg van het enigszins inzakken van de laterale zijde van de heupkop. Hiervoor krijgt patiënt steunzolen voorgeschreven die een verhoging van een halve centimeter in de rechterschoen bewerkstelligen.

De verwachting is dat de avasculaire necrose zich geleidelijk zal herstellen. Zolang groei plaatsvindt vanuit de epifysairschijven kan de vorm van de heupkop zich nog aanpassen aan die van het acetabulum. De pinnen zullen voorlopig nog in situ moeten blijven. Deze kunnen pas worden verwijderd wanneer de groeischijven volledig verbeend zijn.

Deze patiëntencasus toont een beruchte complicatie die soms gezien wordt na epiphysiolysis capitis femoris.

Hoofdstuk 6
Geleidelijk ontstane knieklachten bij een veertienjarige voetballer met een traumatisch vervolg

Irma Pelgrim

Sinds enkele maanden klaagde een veertienjarige jongen over pijn aan zijn linkerknie. De klachten waren geleidelijk begonnen zonder dat sprake was van een trauma in de voorgeschiedenis. Hij voetbalde tamelijk intensief, voornamelijk op het veld. De pijn ontstond vooral tijdens trainingen en/of wedstrijden en was gelokaliseerd net caudaal van de patella. Na inspanning verdween de pijn meestal weer vanzelf.

Inspectie
Het betreft een wat slungelige jongen, tamelijk lang voor zijn leeftijd, bij wie duidelijk de groeispurt begonnen is.
Verder valt een verdikking op ter plaatse van de pijnlijke tuberositas tibiae waardoor een soort 'tweede knie' ontstaan is.

Palpatie
De knie is wat warmer aan de aangedane zijde.

Functieonderzoek
– Er zijn geen bewegingsbeperkingen.
– Extensie tegen weerstand is pijnlijk bij het testen in buikligging.
– De hamstrings zijn sterk verkort.

Palpatie
De prominerende tuberositas tibiae is pijnlijk bij palpatie: hierdoor wordt de voor hem kenmerkende pijn geprovoceerd. De niet-aangedane knie is niet pijnlijk.

Interpretatie
Alle gegevens uit de anamnese en het functieonderzoek wijzen op apofysitis van de tuberositas tibiae.

Diagnose Ziekte van Osgood-Schlatter[a]

Therapie
Behandeling van de ziekte van Osgood-Schlatter bestaat uit gedoseerde rust. Gedurende drie maanden mag patiënt geen activiteiten beoefenen die pijn oproepen. Verder moeten de verkorte hamstrings frequent worden gerekt.

---

[a] Zowel Osgood als Schlatter beschreven in 1903 de aandoening die nu bekend staat als apofysitis van de tuberositas tibiae.

Korte hamstrings remmen immers de extensie van de knie: de m. quadriceps moet in het geval van verkorte hamstrings sterker contraheren wat weer resulteert in hoge trekkrachten op de tuberositas tibiae. Tieners in de groei vertonen vaak spierverkortingen als gevolg van de snelle lengtegroei van de pijpbeenderen.

Follow-up

In de praktijk kwam het erop neer dat patiënt sportte op momenten dat het ging zonder pijn en ermee stopte als hij last kreeg. Na enkele maanden ging het beduidend beter met zijn pijnklachten en deed hij weer af en toe mee aan onderdelen van de voetbaltraining of van een wedstrijd. Alles ging goed tot aan het moment dat hij wat fanatieker een duel aanging en tijdens het voetballen van achteren werd geduwd: hij zakte door zijn knie en kwam op de grond terecht. Het toeval wilde dat ik (dorpsgenoot van deze jongen) het ongeval vlak voor mij zag gebeuren. Bij een eerste inspectie op de grasmat was al duidelijk wat er aan de hand was.

Inspectie

Een grote bult, veel groter dan voorheen, was direct zichtbaar aan de voorzijde van de knie. Het betrof duidelijk geen wekedelenzwelling maar een prominerend botdeel dat niets anders kon zijn dan de tuberositas tibiae.

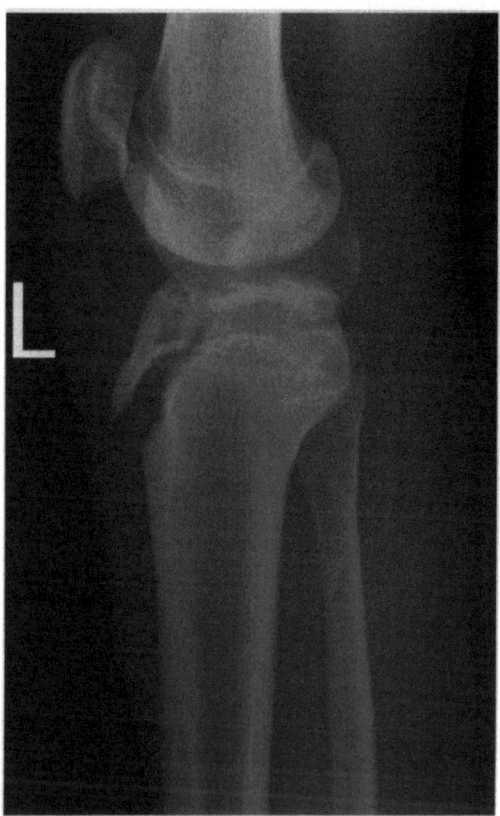

De conventionele laterale röntgenopname toont duidelijk een avulsiefractuur van de tuberositas tibiae.

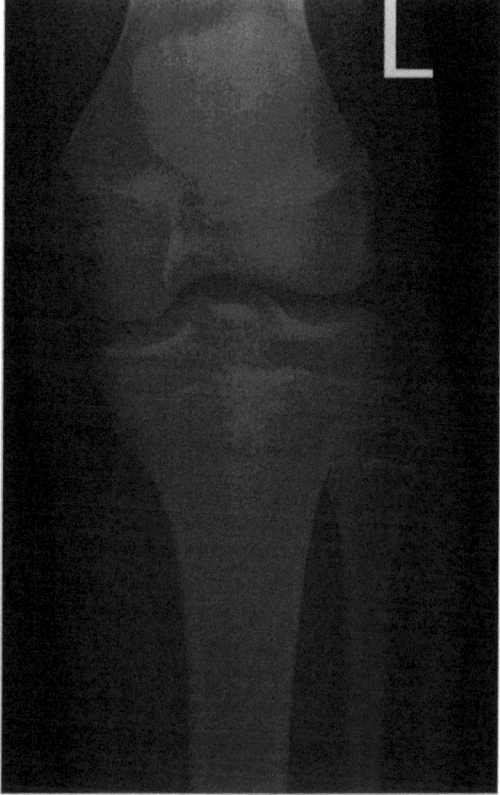

Op de voor-achterwaartse röntgenopname is de avulsiefractuur niet zichtbaar.

> **Diagnose** Avulsiefractuur van de tuberositas tibiae bij de ziekte van Osgood-Schlatter

Aanvullend onderzoek Een conventionele röntgenfoto wordt gemaakt die de diagnose bevestigt.

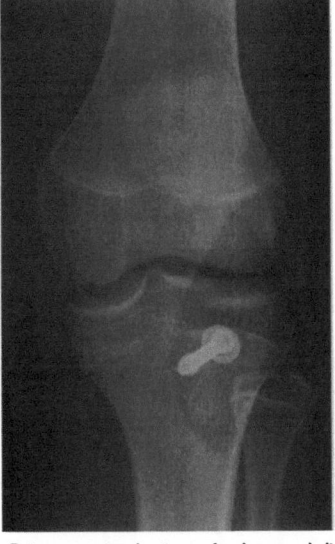 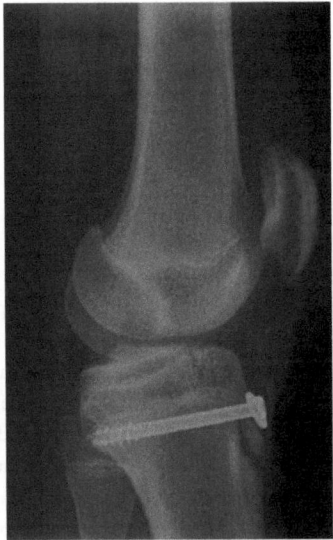 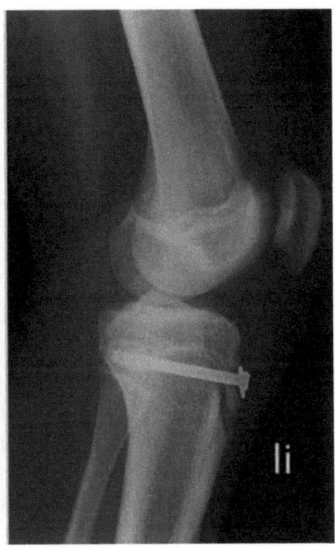

Drie conventionele röntgenfoto's tonen de linkerknie na fixatie van de tuberositas tibiae.

Therapie Bij de hier beschreven patiënt wordt de tuberositas tibiae met een schroef gefixeerd. Na zes weken gipsimmobilisering mag patiënt beginnen met revalideren.

Follow-up Na enkele maanden begint patiënt weer met lichte sportactiviteiten. Een half jaar na het trauma speelt hij weer zijn eerste voetbalwedstrijd. Bij felle acties op het voetbalveld is daarbij nog te zien dat hij zijn aangedane been wat minder belast. Volledig en definitief herstel zal pas plaatsvinden zodra de zwakke groeischijf is verbeend en er een stevige verbinding is ontstaan tussen de tuberositas en de tibia.

Addendum: ziekte van Osgood-Schlatter

Koos van Nugteren

De ziekte van Osgood-Schlatter betreft apofysitis van de tuberositas tibiae als gevolg van trekkrachten van de kniepees op de betrekkelijk zwakke apofyse. Het treft vooral sportende jongeren tussen tien en vijftien jaar. Aangezien bij meisjes de verbening van het skelet eerder plaatsvindt dan bij jongens zijn meisjes die getroffen worden door de aandoening gemiddeld twee jaar jonger. Tien à twintig procent van alle jeugdige atleten krijgt te maken met deze aandoening.[1,2] De incidentie bij niet-sporters is minder dan de helft. Opvallend is dat men relatief vaak een patella alta aantreft bij een patiënt met de ziekte van Osgood-Schlatter. Het is onduidelijk of deze bevinding (mede)oorzaak of gevolg is van de aandoening. Verder is het opvallend dat jongeren die last hebben van een andere vorm van osteochondrose, bijvoorbeeld apophysitis calcanei (de ziekte van Sever), ook sterk gepredisponeerd zijn voor het krijgen van de ziekte van Osgood-Schlatter.

Herkenning van de aandoening is eenvoudig: de patiënt voelt pijn op de tuberositas tibiae. Deze locatie is drukpijnlijk, soms gezwollen en warm, en meestal is pijn ter plaatse op te roepen door het krachtig aanspannen van de m. quadriceps tijdens een kniebuiging. De 'decline-squat' is hierbij een goede test. De leeftijd van de patiënt en zijn geschiedenis zijn meestal voldoende om een waarschijnlijkheidsdiagnose te kunnen stellen.

Beeldvormende diagnostiek

Röntgenfoto's zijn vooral zinvol bij twijfel en wanneer bovendien sprake is van een unilaterale klacht. De diagnose mag namelijk niet *uitsluitend* worden gesteld op grond van röntgendiagnostiek: prominentie en een gefragmenteerd beeld van de tuberositas tibiae zijn karakteristieke kenmerken van de aandoening, die echter soms ook kunnen voorkomen als een asymptomatische variatie van de botgroei ter plaatse.[3] Wanneer de röntgenfoto eenzijdig dit beeld te zien geeft kan men aannemen dat er sprake is van de ziekte van Osgood-Schlatter.

Een acute avulsiefractuur van de tuberositas tibiae is wel duidelijk zichtbaar te maken op een röntgenfoto: het is zinvol hiermee de uitgebreidheid en ernst van het letsel te beoordelen.

De 'decline squat', een kniebuiging op één been die wordt uitgevoerd op een 25 graden helling. Door de mate van pijn vast te stellen met gebruik van een VAS-schaal en de hoek in de knie te bepalen waarbij de pijn optreedt, kan men de test gebruiken als meetinstrument.[b]

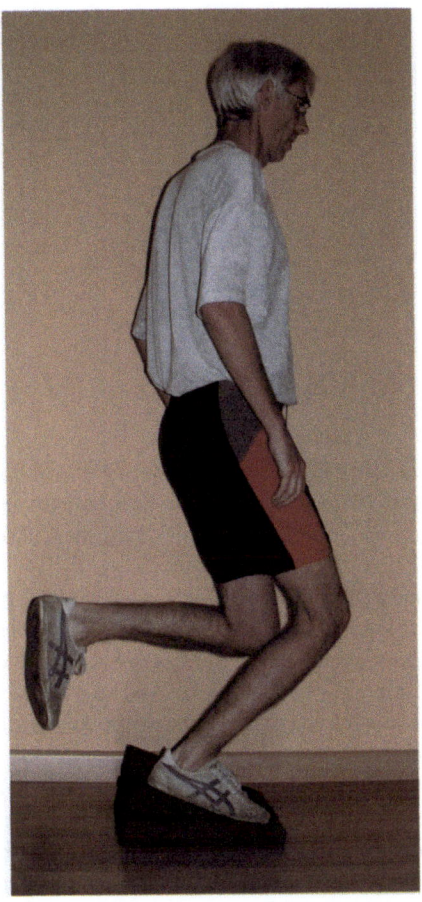

Therapie

Gewoonlijk geneest de aandoening vanzelf als de patiënt gemiddeld drie maanden geen activiteiten uitvoert die pijn provoceren. Deze vermindering van belasting kan variëren van 'iets minder sporten' tot het gaan lopen met krukken. Als tussenoplossing kan een brace van nut zijn.

In ernstige gevallen zal de periode van drie maanden te kort zijn en in milde gevallen te lang. Na de fase van betrekkelijke rust kan de belasting geleidelijk worden opgebouwd. Te snelle opbouw leidt gemakkelijk tot recidivering van de aandoening. Gemiddeld zijn zeven maanden nodig om weer intensief te kunnen sporten.[4] In ernstiger gevallen is meer tijd nodig: een tot twee jaar is niet ongebruikelijk. Om pijn als gevolg van de ontsteking te onderdrukken kunnen eventueel ijsapplicaties worden toegepast of ontstekingsremmende medicatie (NSAID's) kan worden voorgeschreven.
Bij 10% van de patiënten resteert naderhand een min of meer prominerende tuberositas tibiae. In sommige gevallen kan de verbeningskern van de apofy-

---

[b] Uit: Orthopedische Casuïstiek: casus K102: de jumpers knee.

Avulsiefractuur van de tuberositas tibiae bij een veertienjarige jongen.

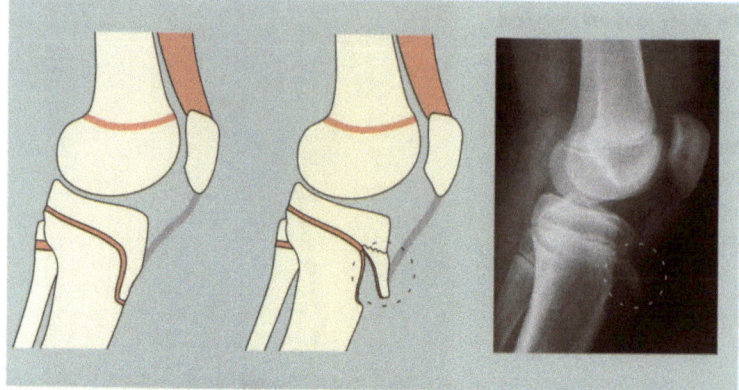

se, die uiteindelijk behoort te fuseren met de epifyse van de tibia, als losse botkern blijven bestaan. Levert deze botkern op volwassen leeftijd nog klachten op, dan is operatieve verwijdering hiervan een mogelijkheid.

Overwegingen voor fysiotherapeuten/kinesitherapeuten

Fysiotherapeuten/kinesitherapeuten geven de patiënt instructies en oefeningen met de bedoeling de trekbelasting op de tuberositas tibiae te beperken. Verder is een duidelijke uitleg over het verloop van de aandoening van belang:
- uitleg over de oorzaak (grote krachten op een zwakke groeischijf) en het gewoonlijk gunstige verloop van de aandoening als men zich aan de regels houdt;
- wijzen op de gevaren van een avulsiefractuur als de sporter ondanks de pijn toch hoge belastingen op de knie toelaat. Bij een zwakke apofyse kan deze volledig losgetrokken worden zoals bij onderhavige patiënt het geval was. Vooral tieners die onder hoge druk staan en op topniveau moeten presteren lopen risico;
- rekkingsoefeningen voor de knieflexoren: deze remmen immers de extensie van de knie af tijdens lopen en hardlopen. De belangrijkste flexoren van de knie zijn de hamstrings. Deze moet men dan ook frequent en intensief rekken. Verder kan men rekkingsoefeningen toepassen van andere knieflexoren zoals de m. gastrocnemius en de m. adductor longus. Dergelijke oefenprogramma's kunnen thuis worden uitgevoerd;
- stimuleren van activiteiten die geen pijn provoceren. Algehele rust zal het lichaam in zijn totaliteit verzwakken;
- voor fietsende, veelal schoolgaande jongeren is het belangrijk regelmatig het zadel van de fiets op de juiste hoogte af te stellen. Door de snelle groei van de tiener wordt dit vaak vergeten: een te laag zadel leidt tot een sterkere flexie van de knie tijdens het fietsen waarbij de m. quadriceps grotere krachten moet genereren om de pedalen rond te krijgen;
- probeer (langdurig) hurken te vermijden: hierbij staat de patellapees, en dus ook de insertie op de tuberositas, continu op spanning;
- rekken van de m. rectus femoris als de patiënt hierbij tenminste geen pijn ervaart! De oefening zelf vormt immers een belasting op het aangedane weefsel en een pijnloze uitvoering is dus essentieel. Het is gunstig als ook deze spier goed op lengte is: een lage rustspanning leidt immers tot lagere

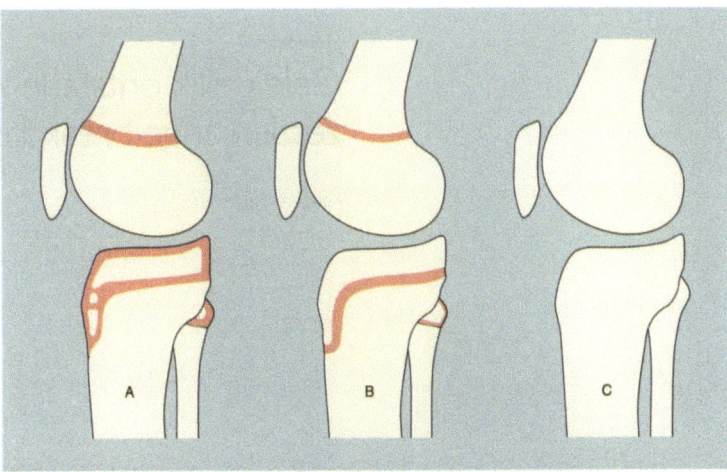

Illustratie van een normale ossificatie van de tuberositas tibiae.

A Situatie op ongeveer twaalfjarige leeftijd: er zijn twee verbeningskernen zichtbaar die samen de apofyse vormen van het proximale deel van de tibia.

B Situatie op ongeveer vijftienjarige leeftijd: de apofyse van het proximale deel van de tibia (tuberositas tibiae) is gefuseerd met de proximale tibia-epifyse.

C Situatie op volwassen leeftijd: de proximale epifyse van de tibia is gefuseerd met de diafyse.

(Naar Staheli[1] en Lovell & Winter[3])

trekkrachten van de patellapees op de tuberositas tibiae in rust;
- afraden om te kruipen of op de knieën te staan: dit kan immers irritatie van het aangedane weefsel veroorzaken;
- bij veel pijn als gevolg van de apofysitis kan men proberen door middel van ijsapplicaties het ontstekingsproces enigszins af te remmen. Bij andere ontstekingachtige knieaandoeningen (artritis) is hiervan enig effect inmiddels aangetoond.[5]

Literatuur

1 Staheli LT. Fundamentals of pediatric orthopedics, 3rd ed. Philadelphia: Lippincott Williams & Wilkins, 2003: p. 70-1.

2 Kujala UM, Kvist M, Osterman K. Knee injuries in athletes. Review of exertion injuries and retrospective study of outpatient sports clinic material. Sports Med 1986 Nov-Dec;3(6):447-60.

3 Lovell & Winter's 'Pediatric Orthopaedics', 5th ed, vol II. Philadelphia: Lippincott William & Wilkins, 2001: p. 1280-3.

4 Kujala UM, Kvist M, Heinonen O. Osgood-Schlatter's disease in adolescent athletes. Retrospective study of incidence and duration. Am J Sports Med 1985 Jul-Aug;13(4):236-41.

5 Brosseau L, Yonge K, Robinson V, Marchand S, Judd M, Wells G, Tugwell P. Thermotherapy for treatment of osteoarthritis. Cochrane Database Syst Rev 2003.

Hoofdstuk 7
Geleidelijk ontstane kniepijn bij een zestienjarige breakdancer

Koos van Nugteren

Bij een zestienjarige scholier ontstond in enkele weken tijd pijn in beide knieën, rechts meer dan links. Hij had vooral last na het beoefenen van zijn favoriete sport: breakdancing. Dan voelde hij de pijn vooral bij het opstaan uit een stoel of bij traplopen. De laatste dagen kreeg hij ook klachten bij het lopen naar school. Hij hield er wel van om af en toe te voetballen en te basketballen en de jongen vroeg zich af of dit geen kwaad kon nu zijn knieën pijnlijk waren. Hij en zijn ouders begonnen zich ongerust te maken en consulteerden de huisarts. Deze verwees hem naar de fysiotherapeut voor nader onderzoek en adviezen. Ik zag hem ongeveer drie weken na het begin van de klachten.

Status praesens

Er is sprake van lichte pijn in rust, die toeneemt bij het opstaan uit een stoel. Hij voelt deze pijn ter hoogte van de patella. Op een VAS-schaal van nul (geen pijn) tot tien (ondraaglijke pijn) geeft hij zichzelf – bij opstaan uit een stoel – een pijnscore van zeven. Er is geen sprake van crepitatie.

Inspectie

Patiënt heeft een tamelijk leptosoom postuur met heel dunne benen. Zijn lichaamslengte is 1,76 m. Hij is volgens zijn zeggen het laatste jaar veel in de lengte gegroeid, de laatste maand zelfs 2 cm. Zijn looppatroon is normaal.

Palpatie

De rechterknie voelt duidelijk warmer aan dan de linker. Er bestaat een lichte wekedelenzwelling, pasteus van aard, alleen aan de zijkant en onderkant van de patella.
Ook is er een lichte hydrops.

Functieonderzoek

– Passief functieonderzoek levert geen bijzonderheden op.
– Kniebuigingen provoceren in lichte mate de voor hem kenmerkende pijn. Hevige pijn wordt geprovoceerd als hij de kniebuiging alleen op zijn rechterbeen probeert te doen en daarbij zijn lichaam wat achterover houdt. Hierbij wordt de m. quadriceps zeer krachtig aangespannen.
– Op de hurken zitten is pijnlijk.
– Manuele weerstand tegen de extensie van de knie in buikligging provoceert pijn.

Test voor het aantonen van retropatellaire pathologie, hier uitgevoerd bij een proefpersoon: de knieschijf wordt met de handpalm naar distaal bewogen. Vervolgens vraagt de onderzoeker de patiënt om de m. quadriceps te spannen (de knie te strekken). Is deze test pijnlijk dan is er waarschijnlijk sprake van een symptomatische chondropathia patellae.
NB: de test wordt uitgevoerd met een 30 graden gebogen knie.

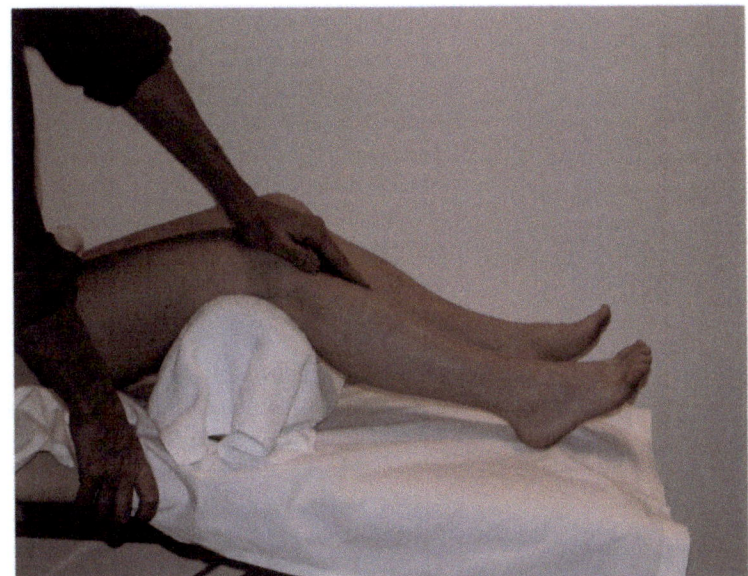

Foutieve uitvoering: indien de test op een gestrekte knie wordt uitgevoerd ontstaat namelijk altijd pijn.

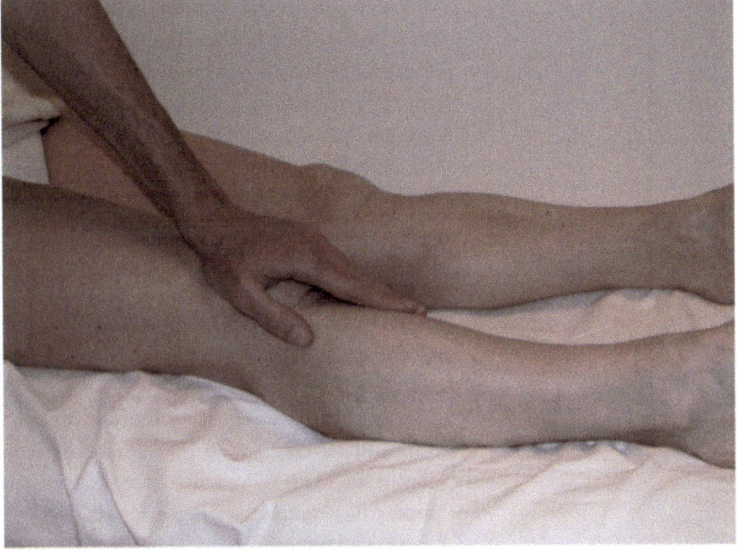

– De test voor retropatellaire pathologie is *pijnloos* mogelijk. Uitvoering hiervan: in liggende houding de m. quadriceps laten aanspannen met een licht gebogen knie terwijl de therapeut compressie geeft op de patella.

Interpretatie   De klachten worden vooral opgeroepen door vol belast en krachtig aanspannen van de m. quadriceps bij een gebogen knie. Differentiaaldiagnostisch kan men hierbij denken aan insertietendopathieën, apofysitis of aan een retropatellair probleem. Dat laatste is in dit geval onwaarschijnlijk omdat de test voor retropatellaire pathologie negatief is en er geen sprake is van crepitatie.

Knieklachten bij tieners in de groei worden vaak veroorzaakt door overbelasting van groeischijven: dit kunnen *epi*fysairschijven zijn of *apo*fysairschijven. De epifysairschijf ondergaat onder normale omstandigheden *druk*belastingen, terwijl de apofysairschijf vooral *trek*belastingen te verwerken krijgt door tractie van een insererende pees aan het bot. Overbelasting veroorzaakt ontstekingsverschijnselen ter plaatse van de groeischijf en de insertie van de insererende pees.[1] Het is duidelijk dat in dit geval de tractie van de patellapees aan de knieschijf *of* aan de tuberositas tibiae de pijn provoceert. Aangezien patiënt zijn pijn lokaliseert ter hoogte van de knieschijf betreft het waarschijnlijk een apophysitis patellae.

Palpatie

Palpatie van de tuberositas tibiae levert geen bijzonderheden op. Palpatie van de apex patellae is zeer pijnlijk aan de rechterzijde en provoceert de hem bekende pijn. Tevens bestaat er kloppijn op de onderpool van de patella. In mindere mate zijn dezelfde symptomen op te roepen aan de linkerzijde.

> **Diagnose** Apophysitis patellae re > li: ziekte van Sinding-Larsen en Johansson[a]

Therapie

Allereerst is het van belang dat patiënt en ouders duidelijk wordt gemaakt wat er aan de hand is. Men dient zich te realiseren dat – zeker in dit stadium – het een betrekkelijk onschuldige aandoening betreft die vanzelf overgaat zodra de groei van de beenderen stopt. Verder moet patiënt begrijpen dat zeer grote trekbelastingen op de knieschijf een avulsiefractuur kunnen veroorzaken. Bepaalde technieken tijdens breakdancing, zoals vanuit gehurkte houding op één been opveren, zijn dus voorlopig sterk af te raden.

Deze aandoening is conservatief goed te behandelen. Alleen in het – gelukkig zeldzame – geval van een avulsiefractuur is operatief ingrijpen geïndiceerd. De conservatieve behandeling, die overigens ook goed kan worden toegepast bij behandeling van apofysitis van de tuberositas tibiae (ziekte van Osgood-Schlatter), bestaat uit:
- Vermindering van sportactiviteiten: deze aanpassen of, bij veel pijn, tijdelijk stopzetten. Bij duidelijke ontstekingsverschijnselen moet de plaats van het letsel enige tijd worden ontzien. Soms zijn zelfs loophulpmiddelen nodig. Veel patiënten krijgen een recidief en daarom is het verstandig elke vorm van pijnprovocatie gedurende drie maanden te voorkomen. Ik raad patiënt aan om in elk geval twee weken niet te sporten en – indien dat pijnloos mogelijk is – daarna op een aangepaste manier weer te beginnen met sporten.
- Rekoefeningen voor de knieflexoren. Bij te *korte* kniebuigers moet de m. quadriceps immers grotere krachten genereren om de knie te strekken, krachten die moeten worden overgebracht op de aangedane patella. Het is dus belangrijk om de hamstrings op goede lengte te houden. Verder kunnen

---

[a] Sinding-Larsen en Johansson beschreven onafhankelijk van elkaar de apofysitis van de patella.

de m. gastrocnemius en eventueel de lange adductoren (beide knieflexoren) ook worden gerekt. Patiënt moet deze oefening thuis frequent uitvoeren, te meer omdat bij hem de hamstrings sterk verkort zijn.
- Wanneer de ontstekingsverschijnselen over zijn is het verstandig om de sportbeoefening en activiteiten die *geen* pijn provoceren te intensiveren. Dit om algehele verzwakking van het lichaam door inactiviteit tegen te gaan. Patiënt mag weer aan breakdancing gaan doen zodra de ontsteking tot rust gekomen is en zolang er geen grote belastingen op de knieschijf komen. Deze sport biedt daarvoor voldoende mogelijkheden.
- De zadelhoogte van de fiets moet men vrij hoog afstellen. Indien met sterk gebogen knieën wordt gefietst moet de m. quadriceps krachtiger en vanuit een meer gerekte stand aanspannen om het been te kunnen strekken.
- Niet (langdurig) op de hurken zitten.
- Niet (langdurig) kruipen of op de knieën staan.
- Rekken van de m. rectus femoris indien dit *niet* pijnlijk is. Wanneer deze spier te kort is bestaat er een hogere tonus in rust waardoor een continue trek op de onderpool van de patella ontstaat. Het op lengte brengen van de spier verlaagt deze tonus. Rekken van de m. rectus femoris is dus zinvol. Wanneer rekken echter pijn veroorzaakt aan de voorzijde van de knie ontstaat *tijdens* de oefening te veel trek op de patella waardoor klachten juist kunnen toenemen. Benadrukt moet worden dat rekken dus alleen zinvol is wanneer dit *pijnloos* mogelijk is.

Follow-up

Na twee weken is de lichte hydrops verdwenen en de knie voelt niet meer warm aan. Er bestaat nog enige pijn bij opstaan uit een stoel (VAS: 3,5). Patiënt mag nu – op een aangepaste wijze – weer beginnen met breakdancing zolang hij er maar op let dat de toegepaste technieken pijnloos zijn. Een maand later is de jongen nagenoeg klachtenvrij (VAS: 1).

Weer een maand later belt de jongen mij op: hij heeft opnieuw klachten gekregen nadat hij, voor het eerst, weer had gevoetbald. Ditmaal betreft het zijn linkerbeen. Rechts is hij volledig klachtenvrij. Bij onderzoek vind ik links exact dezelfde symptomen als enkele maanden geleden aan de rechterzijde.

Patiënt is rechtsbenig bij voetbal: bij het wegschoppen van een bal met de rechtervoet komen er grote krachten op de knie van het standbeen. De groeischijf van de patella is blijkbaar nog te zwak om deze krachten probleemloos te kunnen opvangen. Ik raad hem aan het komend half jaar niet meer te voetballen. Het is immers moeilijk deze sport op een aangepaste wijze te beoefenen. Aangezien hij niet in competitieverband voetbalt betekent dat voor hem geen groot offer. Voorlopig houdt hij het bij – aangepast – breakdancing, zijn meest favoriete sport.

Bespreking

Apofysitiden worden meestal aangetroffen bij kinderen en adolescenten tussen acht en vijftien jaar.[1] Gedurende deze leeftijd is de groeischijf het meest kwetsbaar. De jaren waarin de groeispurt plaatsvindt verschillen nogal per individu; de hier besproken patiënt was nog sterk in de groei en beoefende daarbij een voor zijn knieën zeer belastende sport. In zijn geval kon de aandoening daarom ook op zestienjarige leeftijd optreden.

De symptomatologie bij apophysitis patellae lijkt veel op die bij de zogenaamde 'jumpers knee', een aandoening waarbij de patella*pees* is aangedaan. De lokalisatie van de klacht is nagenoeg hetzelfde. Ook de toenemende pijn ná sportbeoefening suggereert een peesprobleem. Op deze leeftijd en tijdens deze fase van lichaamsgroei is de groeischijf ofwel de apofyse echter nog steeds het zwakste punt in de belastingsketen. De groeischijf kan twee tot vijf keer zwakker zijn dan het omringende fibreuze weefsel bij kinderen en adolescenten.[2] Op grond hiervan kan bij de onderhavige patiënt een 'jumpers knee' worden uitgesloten. Op *volwassen* leeftijd echter zal bij hoge trekkrachten van de kniepees op de onderpool van de patella eerder een letsel optreden in de knie*pees*.

Apophysitis patellae is een extra-articulaire aandoening die normaliter niet met hydrops gepaard gaat. Vermoedelijk heeft de hydrops meer te maken met de hoge belastingen tijdens het sporten dan met de apofysitis zelf. Peck (1995)[1] schrijft in een review over apofysitiden bij jonge atleten: 'deze aandoening (apophysitis patellae) ontwikkelt zich na meerdere episoden van microtraumata op de plaats van het letsel, maar ze kan ook het gevolg zijn van één macrotrauma'. Deze redenering volgend zou de hydrops het gevolg kunnen zijn van een traumatische artritis. Meer dan een licht geïrriteerd gewricht was het in het geval van de hier beschreven patiënt overigens niet.

Deze patiënt had slechts enkele weken klachten en was daarom goed conservatief te behandelen. Ernstiger problemen ontstaan als dergelijke klachten worden genegeerd in het belang van te leveren sportprestaties. Voor tieners die op topniveau moeten presteren betekent apofysitis soms een zeer onwelkome onderbreking van hun sportcarrière. Wanneer echter de aandoening niet juist wordt gediagnosticeerd en niet goed behandeld kan ze leiden tot het einde van de sportieve loopbaan bij jonge atleten.[3]

Literatuur

1 Peck DM. Apophyseal injuries in the young athlete. Am Fam Physician 1995 Jun;51(8):1891-5,1897-8.
2 Schwab SA. Epiphyseal injuries in the growing athlete. Can Med Assoc J 1977 Sep 17;117(6):626-30.
3 Nehrer S, Huber W, Dirisamer A, Kainberger F. Apophyseal damage in adolescent athlete. Radiologe 2002 Oct;42(10):818-22.

Addendum: apofysitis: pathologie of surmenage?

Koos van Nugteren

Opgroeiende sportende kinderen lopen een tamelijk groot risico op het krijgen van apofysitis. Gelukkig zal de aandoening – bij het juiste beleid – gewoonlijk vanzelf verdwijnen naarmate de verbening van het skelet vordert. Apofysitiden kunnen alle op een of andere manier te maken hebben met de kwetsbaarheid van het groeiende skelet.

Voorkeursplaatsen voor deze vormen van pathologie ziet men dan ook daar waar het skelet groeit en daar waar het verbeningsproces van kraakbeen plaatsvindt, ofwel:
- ter plaatse van de groeischijf: deze is immers niet 'gemaakt' voor stevigheid maar voor aanmaak van kraakbeencellen. Hoge (trek)belastingen leiden tot irritatie, beschadiging of in het ergste geval tot een (avulsie)fractuur;
- ter plaatse van het zich vormende botweefsel: de verbeningskernen. Het blijkt dat de *osteogenese* en *chondrogenese* in epifysen en apofysen gemakkelijk verstoord raken waarna necrotische veranderingen optreden in de zich vormende botkern. De botkern wordt weker, degenereert en valt uit elkaar. Dit is te zien als een gefragmenteerd beeld op de röntgenfoto. Voor deze veranderingen in de botstructuur worden in de literatuur zowel traumatische als vasculaire oorzaken vermeld. Dergelijke pathologische beelden worden gewoonlijk aangeduid met de term *osteochondrose*.[b]

Pathologie kan dus haar uitwerking hebben op beide genoemde lokalisaties: de groeischijf en de verbeningskern. Denk hierbij aan de trekbelasting die plaatsvindt op een door de ziekte van Osgood-Schlatter aangedane tuberositas tibiae[c], waarbij de apofysitis niet alleen de zich vormende botkern in de tuberositas tibiae treft, maar ook de zich erachter bevindende groeischijf. Hoge trekbelastingen kunnen zelfs leiden tot avulsie van de apofyse doordat de groeischijf het begeeft.

---

[b] Aandoening van been- en kraakbeenweefsel: in de praktijk wordt vaak een vorm van aseptische juveniele osteochondronecrose bedoeld.

[c] De tuberositas tibiae kan worden beschouwd als een apofyse aan de proximale zijde van de tibia.

Tekening A toont een normale ossificatie van de tuberositas tibiae.

Tekening B toont een verstoorde ossificatie: binnen de cirkel zijn gefragmenteerde verbeningskernen necrotisch van karakter en de groeischijf vertoont beschadigingen. Verder is de tuberositas tibiae door de trekkracht van de kniepees enigszins 'uit het bot getrokken'.

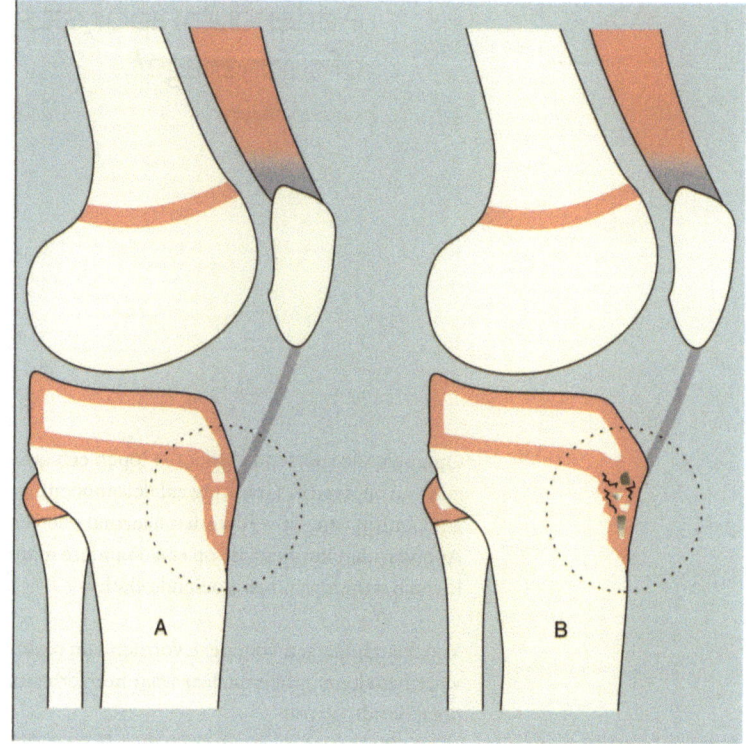

Terminologie

De terminologie die wordt gebruikt voor de beschreven aandoeningen kan verwarrend zijn aangezien in leerboeken verschillende benamingen worden gehanteerd voor in feite dezelfde pathologie.

Zo kan bij een hardlopende tiener de knie pijn gaan doen omdat er pathologie bestaat ter plaatse van de tuberositas tibiae (de apofyse van de knie). Deze aandoening kan de volgende benamingen krijgen:

- apofysitis van de tuberositas tibiae: de benaming wijst op de ontstekingsreactie als gevolg van (mini)letsels aan de desbetreffende apofyse;
- osteochondrose: de benaming wijst op veranderingen in de botvormende processen in de tuberositas tibiae: de zich vormende botkern wordt onregelmatig van vorm door osteonecrose. Mogelijk speelt ook vasculaire insufficiëntie hierbij een rol;
- ziekte van Osgood-Schlatter: de benaming wijst op degene die de aandoening voor het eerst heeft beschreven.

Wanneer klachten al optreden bij normale fysiologische belastingen is men geneigd te spreken van osteochondrose. Ook de term ziekte van Osgood-Schlatter zal dan snel gebruikt worden omdat deze benaming een 'echte' aandoening/ziekte veronderstelt. Wanneer klachten pas manifest worden door intensief sporten zal men eerder spreken van een *surmenageletsel* van de groeischijf, ofwel apofysitis of epifysitis. Alle gradaties hiertussen zijn echter mogelijk.

Of de aandoening manifest zal worden hangt af van twee factoren:
1 de belastbaarheid van het botvormende weefsel: dit kan van nature sterk zijn of zwak maar ook als het bot snel groeit, zoals tijdens de groeispurt van de puber, zal de belastbaarheid van het skelet verminderd zijn;
2 de hoogte van de belasting die dit weefsel te verduren heeft. Tieners die op topniveau moeten presteren lopen dan ook een grote kans op het krijgen van een van de bekende 'apofysitiden'.

In hoeverre ischemie in de etiologie van de juveniele osteochondrosen een pathogenetische rol speelt blijft nog omstreden. Inzicht in het ontstaan van deze aandoeningen wordt belemmerd doordat zelden het pathologisch substraat beschikbaar komt voor histologisch onderzoek.[1]

Literatuur

1 Korst JK van der. Gewrichtsziekten. Utrecht: Bohn, Scheltema & Holkema, 1980.

Hoofdstuk 8
Een twaalfjarige basketballer met chronisch recidiverende klachten ter hoogte van de buitenenkel

Dos Winkel

Tijdens een basketbalwedstrijd onderging een twaalfjarige jongen, 1,81 m lang, een inversietrauma van zijn rechterenkel, doordat hij na een sprong op de voet van een tegenstander terechtkwam. Hij kon onmogelijk verder spelen vanwege de pijn. Na het ongeval werd de enkel onmiddellijk gekoeld met ijs gedurende ongeveer een kwartier.

De volgende dag was de enkel nauwelijks gezwollen en viel het met de pijn reuze mee. Op school merkte de jongen echter dat hij niet kon hardlopen of springen.
Na een week werd de huisarts om raad gevraagd. Deze dacht aan een onschuldige ligamentaire verrekking en stelde de jongen en zijn moeder gerust: twee weken niet sporten zou de klachten wel doen verdwijnen. Toen de jongen zich drie weken na het ongeval voor het eerst weer op de basketbaltraining meldde, bleek dat na tien minuten de pijn in alle hevigheid weer terugkeerde. Teleurgesteld meldde hij zich de volgende dag weer bij de huisarts, die het nu tijd vond om een fysiotherapeut in te schakelen.

Er volgde een intensieve behandeling met fricties, oefeningen en ultrageluid; na een week werden de eerste loop- en sprongoefeningen gedaan. Al snel bleek dat de klachten eigenlijk niet veranderd waren. Vanaf dat moment is patiënt wekelijks zijn enkel gaan testen en zelfs forceren. Toen ruim twee maanden na het trauma de klachten tijdens belasting nog altijd onveranderd waren werd via de huisarts een consult bij een orthopedisch chirurg afgesproken.
Er werden conventionele röntgenfoto's gemaakt, want de orthopeed dacht aan een fractuur omdat er asdrukpijn bestond. De foto's toonden echter geen afwijkingen en het advies luidde 'wat langer geduld te hebben'.

Via een vriendje van patiënt, die ook basketballer is, zie ik patiënt bijna drie maanden na het ongeval.

Status praesens

In rust en tijdens normaal lopen heeft deze lange, wat slungelige jongen geen klachten. Hardlopen en springen zijn echter onmogelijk. Patiënt noemt de pijn 'verlammend' en 'stekend' van karakter. De pijn wordt aangegeven ter hoogte van de laterale malleolus.

Inspectie

Juist proximaal van de laterale malleolus is een lichte zwelling zichtbaar. De rest van de enkel en van de voet zijn normaal qua contour en kleur.

Palpatie

Ter hoogte van de collaterale ligamenten rondom de laterale malleolus bestaat geen drukpijn. Wel is er duidelijke drukpijn ter hoogte van de lichte zwelling juist proximaal van de laterale malleolus.

Functieonderzoek

– Passieve eindstandige inversie van de voet is pijnlijk tijdens het moment dat overdruk gegeven wordt. Hierbij ontstaat de kenmerkende pijn, juist boven de laterale malleolus.
– Het overige functieonderzoek is negatief.

Interpretatie

Het betreft hier een vaak voorkomende en vrijwel even vaak niet-herkende traumatische aandoening van de epifysairschijf van de fibula, die alleen bij nauwkeurige inspectie van de röntgenfoto in sommige gevallen te zien is: epiphysitis fibulae.
Indien men de aandoening per se wilt visualiseren is botscintigrafie (botscan) aangewezen. Conventionele röntgenfoto's en CT-scan zijn alleen positief in geval van – zeldzame – verschuiving: epifysiolyse.

Diagnose Epiphysitis fibulae

Therapie

De behandeling is gewoonlijk conservatief en vergelijkbaar met die van apofysitis: twee tot maximaal drie maanden geen pijn provoceren. Daarna kan de belasting geleidelijk worden opgevoerd in een periode van twee tot drie weken.
Provoceert men toch regelmatig de aandoening waardoor klachten ontstaan, dan kan het herstel aanzienlijk vertraagd worden.
Alleen in zeldzame gevallen van epifysiolyse is operatieve behandeling geïndiceerd.

Bespreking

Een epifysiolyse van de fibulakop kan ontstaan ten gevolge van tractie van insererende ligamenten aan de epifyse.[1] In het geval van de distale fibulakop is het mechanisme hiervoor glashelder. Een inversietrauma geeft overmatige tractie via het ligamentum talofibulare anterius en het ligamentum calcaneofibulare aan de fibulakop. Bij volwassenen resulteert dat meestal in een lateraal bandletsel. Bij kinderen kan echter door de enkelverzwikking een fractuur of irritatie (zoals in onderhavige casus) optreden op een voor hen zwakkere plek: de tibia-[2], of fibula-epifysairschijf *(zie tekening)*.

Risicosporten
Epifysaire *enkel*letsels treden relatief vaak op tijdens voetbal en basketbal en de meeste epifysaire *knie*letsels tijdens skiën.[3] Epifysaire overbelasting van de *hand* treedt vaak op bij bergsport, vooral als jonge adolescente bergbeklimmers zich met hun vingertoppen moeten optrekken aan kleine richeltjes.[4]

Achteraanzicht van het rechter onderbeen en de voet. Een inversietrauma veroorzaakt tractie van het ligamentum calcaneofibulare aan de nog niet volledig gesloten epifysairschijf van de fibula.

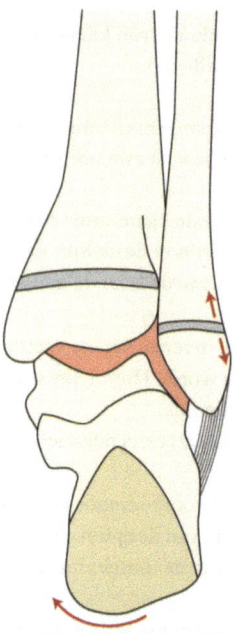

Fracturen van de groeischijf
Fracturen van een epifysairschijf worden veelvuldig aangetroffen bij kinderen. Aangezien het botweefsel in kracht toeneemt naarmate het kind ouder wordt, ziet men relatief veel epifysaire fracturen onder tieners:[5] bij hen is de epifysairschijf duidelijk zwakker dan het bot. Jongere kinderen hebben ook nog vrij zwak botweefsel zodat bij hen door traumata ook gemakkelijk breuken kunnen optreden in de schacht van het bot (diafyse). Breuken van de epifysairschijf genezen ongeveer twee keer zo snel dan even grote breuken in het bot zelf.[5]

Het grootste risico na een fractuur van de epifysairschijf is een groeistoornis van het overeenkomstige bot. In een onderzoek van Kruger-Franke et al. (1994)[3] onder 37 patiënten met epifysaire letsels van de knie en de enkel ontstond in 12,5% van de gevallen met epifysaire enkelletsels een groeistoornis. Wat betreft de knie betrof dit percentage 9,5. Een lichte standsafwijking die resteert na consolidatie van een epifysaire breuk kan zich bij een *intacte* groeischijf uiteindelijk volledig normaliseren op lange termijn.[6] Kinderen die nog groeien blijken wat dat betreft een opmerkelijk herstelvermogen te bezitten.

Avasculaire fibulakopnecrose
Een bijzondere complicatie van de fibula-epifyse na een enkeldistorsie beschrijven Villas en Schweitzer (1996).[7] Het betreft een casusbeschrijving van een vijfjarige jongen die evenals de hier besproken casus lange tijd na een enkeldistorsie (rechts) klachten blijft houden van de rechter distale fibulakop. De röntgenfoto's toonden een minieme avulsie aan de voorzijde van de distale fibula-epifyse. Een biopsie toonde botnecrose van de epifyse aan. Twee

jaar later ontwikkelden zich dezelfde klachten aan de *linker*zijde, maar nu zonder voorafgaand trauma. De auteurs veronderstellen dat in zeldzame gevallen avasculaire botnecrose kan optreden in de distale fibula-epifyse.

Het casusverslag van Villas en Schweitzer vertoont enige overeenkomsten met pathologie van de heupkop. Denk hierbij aan epiphysiolysis capitis femoris (vergelijk: rechter fibula) met als complicatie avasculaire kopnecrose en aan de ziekte van Perthes (vergelijk: linker fibula). Het ziet ernaar uit dat deze heupaandoeningen zich in zeldzame gevallen ook elders, bijvoorbeeld in de epifyse van de fibulakop, kunnen voordoen.

Literatuur

1 Takai S, Yoshino N, Kubo Y, Suzuki M, Hirasawa Y. Bilateral epiphyseal fractures of the proximal tibia within a six-month interval: a case report. J Orthop Trauma 2000 Nov;14(8):585-8.

2 Spinella AJ, Turco VJ. Team physician #4. Avulsion fracture of the distal tibial epiphysis in skeletally immature athletes (juvenile Tillaux fracture). Orthop Rev 1988 Dec;17(12):1245-9.

3 Kruger-Franke M, Vaeltl M, Trouillier H, Pforringer W. Sports-induced epiphyseal injuries of the knee and ankle joint. Sportverletz Sportschaden. 1994 Jun;8(2):83-8.

4 Pfeifer C, Messner K, Scherer R, Hochholzer T. Injury pattern and overuse stress syndrome in young sport climbers. Wien Klin Wochenschr 2000 Nov 24;112(22):965-72.

5 Staheli LT. Fundamentals of pediatric orthopedics, 3rd ed. Philadelphia: Lippincott Williams & Wilkins, 2003.

6 Maffulli N, Bruns W. Injuries in young athletes. Eur J Pediatr 2000 Jan-Feb;159 (1-2):59-63.

7 Villas C, Schweitzer D. Avascular necrosis of the distal fibular epiphysis: a new condition? J Pediatr Orthop 1996 Jul-Aug;16(4):497-9.

Hoofdstuk 9
Pijn rondom de linkerenkel en een zich verslechterend looppatroon bij een vijftienjarige voetballer

Ingrid Vrenken

Enige tijd geleden kreeg ik het verzoek van een collega-fysiotherapeut om Bram[a] eens nader te onderzoeken. Ik kende hem omdat hij zes jaar geleden door mij als kinderfysiotherapeut was behandeld voor een motorische achterstand en schrijfproblemen: de jongen was toen negen jaar.

Anderhalf jaar geleden, op dertienjarige leeftijd, kreeg Bram tijdens voetballen en tennis geleidelijk last van zijn linkervoet. Zijn ouders merkten op dat hij steeds slechter ging lopen en rennen. De exacte plaats van de pijn kon hij niet duidelijk omschrijven maar de meeste pijn leek te zijn gelokaliseerd rondom de enkel en in de hiel. Hij kon zijn linkervoet niet optimaal belasten en had de neiging op zijn tenen te gaan lopen. De pijn trad op tijdens en na het sporten. Daarbij viel het zijn ouders op dat de jongen nooit zachtjes zijn voeten neerzette. Hij was verder gezond, actief en bijna nooit ziek.

Status praesens

Er is lichte pijn rondom de linkerenkel en de hiel. Patiënt kan moeilijk de exacte locatie aangeven.

Palpatie

Er is geen temperatuurverschil met de niet-aangedane zijde. Wel is de hiel gevoelig.

Inspectie

– Geen bijzonderheden in de zin van verdikkingen, zwelling of verkleuringen.
– Geen standsafwijkingen in de voet en enkel, wel is er een lichte hyperextensie van beide knieën.
– Normaal looppatroon bij bewust lopen in de onderzoeksruimte. Wel heeft de jongen de neiging op de tenen van zijn linkervoet te gaan lopen. Als ik hem vraag waarom hij dat doet zegt hij 'dat dit lekkerder loopt'.
– Op de tenen lopen gaat goed.
– Hinkelen is links niet mogelijk. Wanneer hij dat probeert wordt de pijn in zijn hiel geprovoceerd.

---

[a] Om privacyredenen is de naam van patiënt veranderd.

– Op de hielen lopen is lastig: er lijkt sprake van een dorsaalflexiebeperking links.

Functieonderzoek

– Er is een lichte dorsaalflexiebeperking in de linkerenkel.
– De m. tibialis anterior is links duidelijk zwakker dan rechts.
– Springen op twee voeten voert hij asymmetrisch uit ten nadele van links.
– Reflexen van achillespees, m. quadriceps en voetzoolreflex: er zijn geen bijzonderheden merkbaar.

Specifieke palpatie

Bij nauwkeurige palpatie is er drukpijn ter plaatse van de aanhechting van de achillespees op de calcaneus en aan de achterzijde van de calcaneus. Het betreft hier de pijn die hij ook vaak voelt tijdens voetballen. Verder is er ook lichte drukpijn rondom het enkelgewricht.

Interpretatie

Al met al betreft het een aspecifiek beeld: de drukpijn op de calcaneus doet denken aan apophysitis calcanei (ziekte van Sever[b]). Het vreemde is echter dat deze jonge sporter juist de neiging heeft om op zijn tenen te lopen 'omdat hij dat prettiger vindt', iets wat een patiënt met de ziekte van Sever niet gauw zal doen: daardoor wordt immers de pijn opgeroepen. Ook de pijn rondom de enkel en de krachtsvermindering van de m. tibialis anterior suggereren dat er meer aan de hand moet zijn.

We besluiten naar buiten te gaan en een stukje te gaan hardlopen met de bedoeling om de herkenbare pijn te provoceren en om de bekijken of onder hoge belastingen het looppatroon afwijkend is:
– hardlopen buiten: de jongen gaat wat manken, maakt hyperextensie in de knie en wil het liefst op zijn tenen lopen van de linkervoet. Dit loopt weer 'lekkerder';
– na het hardlopen, bij ontspannen, al pratend gewoon doorlopen, valt op dat hij in het bijzonder zijn linkervoet op de grond laat klappen. Bij nauwkeurige observatie valt op dat bij iedere stap zijn linkerknie enigszins naar achteren slaat, een fenomeen dat wijst op zwakte van de m. quadriceps. Nader testen van de kracht van de m. quadriceps onder zware belasting in stand toont inderdaad een krachtsverlies ten opzichte van rechts.

Na deze laatste bevindingen valt alles op zijn plaats: hier kan het gaan om een licht (waarschijnlijk centraal) neurologisch probleem. Er lijkt sprake te zijn van een zeer licht hemiplegisch beeld van het linkerbeen dat zich alleen manifesteert wanneer het been zwaar wordt belast. De neiging om links op de tenen te lopen hoort hierbij (spitsvoet) en de pijn in de hiel is wel degelijk een apofysitis, die echter secundair aan het op de tenen lopen is ontstaan. Het is dus niet zo dat het looppatroon veranderd is door de pijn, maar juist het omgekeerde is het geval. Het is daarom niet vreemd dat ook de rest van zijn enkel wat geïrriteerd geraakt is door het vele 'tenenlopen' tijdens voetballen

---

[b] Apophysitis calcanei werd het eerst beschreven door James Sever in 1912.

en tennissen. Opvallend is overigens wel dat de reflexen van achillespees, kniepees en de Babinski-reflex *geen* bijzonderheden te zien gaven.

Bij het nalezen van het patiëntenverslag over de behandelingen op negenjarige leeftijd vallen de volgende bijzonderheden op:
- geboren na een zware bevalling en een wat moeilijke start;
- de jongen heeft niet gekropen maar was een zogenaamde 'billenschuiver';
- concluderend: Bram heeft een algehele motorische achterstand die is veroorzaakt door hypotonie. Ook is zijn *linkerzijde* onvoldoende mee ontwikkeld (asymmetrie). In het algemeen is hij vrij traag met het uitvoeren van bewegingen. Basisvaardigheden die hij dagelijks heeft geoefend beheerst hij wel.

Conclusie

Bram heeft een opvallend zwakke m. tibialis anterior en m. quadriceps links. De oorzaak hiervan is niet duidelijk, maar in 1997 was hiervan waarschijnlijk al sprake.
Door zijn groei in de puberteit heeft hij steeds meer moeite om deze zwakte op te vangen en zoekt bij normaal lopen als oplossing het in hyperextensie brengen (op slot zetten) van zijn linkerknie. Bij *hardlopen* gaat hij daarbij op zijn tenen lopen om voldoende kracht te kunnen opbouwen. Neerkomen op zijn hiel gaat bovendien moeilijk vanwege de zwakte van zijn voetheffers.

Door het veelvuldig op zijn tenen lopen tijdens sporten krijgt hij secundair last van de apofyse van de linker calcaneus en ontwikkelt zich een niet-ernstige apophysitis calcanei (ziekte van Sever). Bovendien ontstaat er een lichte dorsaalflexiebeperking in de enkel.

Het lijkt mij belangrijk om te achterhalen welke neurologische pathologie ten grondslag kan liggen aan de verzwakking van de m. tibialis anterior en de m. quadriceps. Neurologisch onderzoek kan hieromtrent meer duidelijkheid verschaffen. Gezien de progressie van de klachten in het afgelopen jaar lijkt mij daarom verwijzing naar een neuroloog zinvol.

Aanvullend onderzoek

Op verzoek van de kinderneuroloog wordt zowel cerebraal als lumbosacraal een MRI gemaakt: beide onderzoeken brengen *geen* afwijkingen aan het licht. Zijn conclusie is dat sinds de geboorte van Bram kennelijk al sprake is van een lichte, latent aanwezige, infantiele encefalopathie, die zich uit in een (gering) spastisch linkerbeen met spitsvoet.

> **Diagnose** Apophysitis calcanei (ziekte van Sever) als gevolg van een licht hemiplegisch beeld met in geringe mate een spastisch linkerbeen en spitsvoet

Therapie

- Apophysitis calcanei is eenvoudig te behandelen door de belasting op de voet te verminderen: in het geval van onderhavige patiënt kan dit geschieden door tijdelijk minder (intensief) te sporten.
- Rekken van de kuitmusculatuur zolang dit *niet* pijnlijk is: in dat geval zou immers de apofyse van de calcaneus juist geïrriteerd raken.

- Verder is het in dit specifieke geval belangrijk om de spitsvoet te verminderen en de kracht van de m. tibialis anterior te vergroten: dit om een basis voor de normale voetfunctie te creëren. Hierbij hoort ook krachttraining van de m. quadriceps. De spitsvoet is eventueel te bestrijden door het dragen van een nachtspalk, waarbij eveneens geldt dat dit geen pijn in de hiel mag veroorzaken.
- Vervolgens komt het lastigste aspect: het aanleren van een juist bewegingspatroon en coördinatie van een been dat neurologisch niet perfect wordt 'aangestuurd'. Het is de vraag of dit laatste gerealiseerd kan worden aangezien er nu eenmaal een neurologische afwijking bestaat die niet te genezen is. Training moet dus gebaseerd zijn op het behalen van een zo optimaal mogelijke motoriek bij een lichte neurologische afwijking.

Follow-up

Bram wordt door de kinderneuroloog verwezen naar een revalidatiearts. Van haar krijgt de jongen het advies om onder begeleiding van een fysiotherapeut het been beter te leren belasten. Verder wordt een nachtspalk aangemeten vanaf de lies tot en met de voet: het doel hiervan is vermindering van de spitsvoet.

De pijnklachten in de hiel verdwijnen langzaam in enkele maanden. Wel blijft hij wat irritatie voelen rondom het enkelgewricht. De aansturing van de voet verstoort kennelijk een normale fysiologische belasting van de voet. Het neurologisch beeld verandert in de maanden die volgen niet noemenswaard. Vermoedelijk zal patiënt door middel van diverse oefeningen zijn lichaam in de voor hem optimale conditie moeten houden.
Verdere follow-up over deze casus is nog niet beschikbaar.

Bespreking

Hielpijn als gevolg van apophysitis calcanei is een veelgehoorde klacht onder jonge atleten. De leeftijd van de patiënten ligt gewoonlijk tussen negen en veertien jaar.[1] In 60 tot 80% van de gevallen bestaat deze aandoening bilateraal.[2] De symptomen verdwijnen gewoonlijk vanzelf als de apofyse fuseert met de rest van de calcaneus. De aandoening kan dus worden beschouwd als een 'self-limiting disease'.[3] Complicaties doen zich zelden voor. Symptomatische therapie zoals het ontlasten van de apofyse door relatieve rust, een hakverhoging, ijsapplicaties en NSAID's is gewoonlijk afdoende.

Bij deze patiëntencasus was het opmerkelijk dat een 'verscholen' neurologische aandoening manifest werd door een orthopedisch probleem. De diagnose kon pas worden gesteld toen ik mij realiseerde dat het afwijkende looppatroon niet werd veroorzaakt door de pijn in de voet, maar dat het omgekeerde het geval was: de voetproblemen werden juist veroorzaakt door het afwijkende looppatroon van patiënt.

Van patellaire apofysitis (ziekte van Sinding-Larsen en Johansson) is sinds lang bekend dat deze kan worden veroorzaakt door een hoge tonus van de m. quadriceps als gevolg van spasticiteit.[4,5] Deze casus maakt duidelijk dat ook apophysitis calcanei kan ontstaan door een aanhoudend hoge tonus van de kuitspieren als gevolg van een – in dit geval zeer lichte – vorm van spasticiteit.

Literatuur

1 McKenzie DC, Taunton JE, Clement DB, Smart GW, McNicol KL. Calcaneal epiphysitis in adolescent athletes. Can J Appl Sport Sci 1981 Sep;6(3):123-5.

2 Micheli LJ, Ireland ML. Prevention and management of calcaneal apophysitis in children: an overuse syndrome. J Pediatr Orthop 1987 Jan-Feb;7(1):34-8.

3 Lovell and Winter's 'Pediatric Orthopaedics', 5th ed, vol II. Philadelphia: Lippincott William & Wilkins, 2001: p. 1282.

4 Kaye JJ, Freiberger RH. Fragmentation of the lower pole of the patella in spastic lower extremities. Radiology 1971 Oct;101(1):97-100.

5 Rosenthal RK, Levine DB. Fragmentation of the distal pole of the patella in spastic cerebral palsy. J Bone Joint Surg Am 1977 Oct;59(7):934-9.

Hoofdstuk 10
Een zevenjarige jongen met pijn op de wreef van zijn linkervoet waardoor hij in toenemende mate mank liep

Frederik Verstreken en Dos Winkel

Zonder duidelijke oorzaak ontstond bij een zevenjarige jongen pijn in de linkervoet tijdens het lopen. In enkele weken nam de pijn zodanig toe dat het dagelijkse partijtje straatvoetbal vrijwel onmogelijk werd. Hij probeerde het nog een paar keer als keeper, maar al spoedig moest hij het voetballen helemaal opgeven.

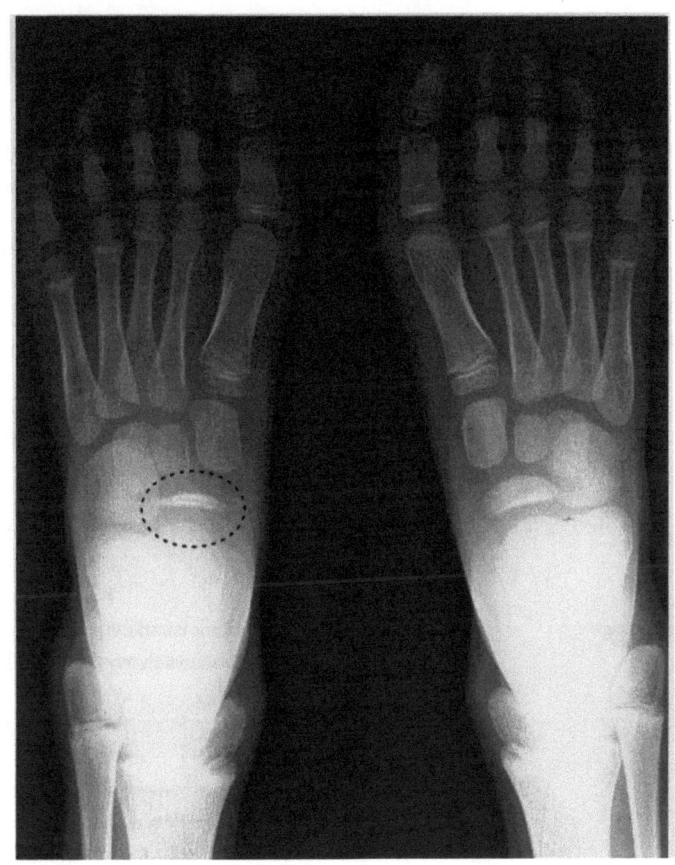

Conventionele röntgenopname van beide voeten toont een abnormaal beeld van het os naviculare aan de linkerzijde, met densificatie en afplatting (collaps), kenmerkend voor avasculaire necrose: ziekte van Köhler I.

Deze röntgenfoto van de niet-aangedane rechtervoet toont het normale beeld van het os naviculare.

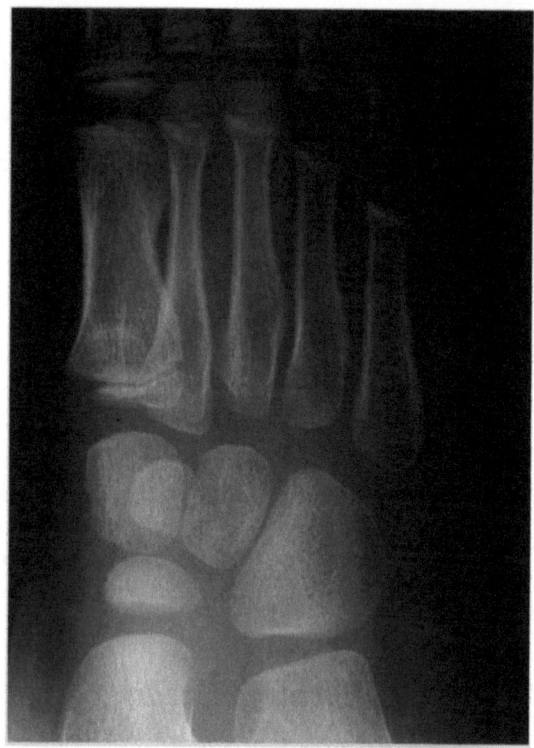

De ongeruste ouders raadpleegden hun huisarts, die direct conventionele röntgenfoto's van beide voeten liet maken. De oorzaak van de pijn werd toen onmiddellijk duidelijk: er was sprake van avasculaire necrose van het os naviculare van de linkervoet. De huisarts verwees hierop patiëntje naar de orthopeed (F.V.).

Status praesens   Belasten is vrijwel onmogelijk. Probeert de jongen toch te lopen dan loopt hij duidelijk mank omdat hij zijn linkervoet niet goed afwikkelt.

Inspectie   De wreef van de linkervoet is iets gezwollen. Verder zijn er geen bijzonderheden.

Palpatie   Ter hoogte van het os naviculare, ter plaatse van de zwelling, is er ook duidelijk drukpijn.

Functieonderzoek   Het klassieke functieonderzoek van de voet is negatief, maar het forceren van de tarsale bewegingen provoceert de voor patiënt kenmerkende pijn.

> **Diagnose**   Avasculaire necrose van het os naviculare: ziekte van Köhler I

Therapie   Gedoseerde rust (lopen met een kruk) gedurende een maand is in de meeste gevallen voldoende om de aangedane voet weer pijnvrij te krijgen. Soms is gedurende vier tot zes weken een loopgips geïndiceerd. Vooral bij kinderen met een doorgezakt mediaal voetgewelf is het van belang om door middel van een steunzool het gewelf – en daarmee het os naviculare – te ondersteunen.

Follow-up

Regelmatig röntgenonderzoek (elke drie tot vier maanden) wordt aanbevolen om het herstel van het os naviculare te volgen. Gewoonlijk is de prognose goed en is na twee tot vier jaar het röntgenbeeld weer normaal.
Zodra de voet pijnvrij is mag patiënt geleidelijk de belasting – op geleide van pijn – weer opvoeren.

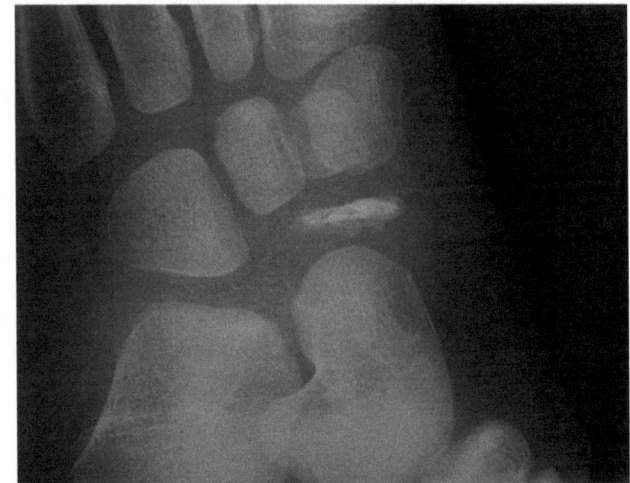

Conventionele röntgenopname van de linkervoet, drie maanden na het eerste consult, toont een lichte verbetering van de botstructuur van het os naviculare.

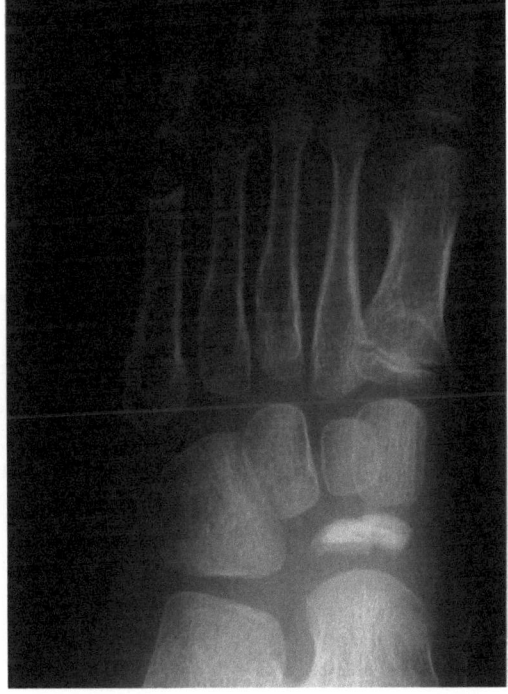

Conventionele röntgenopname van de linkervoet, een jaar na het eerste consult, toont een verdere verbetering van de botstructuur van het os naviculare.

Bespreking

Avasculaire necrose van het os naviculare werd voor het eerst beschreven door A. Köhler in 1908.[1] In 1920 beschreef hij nog een andere aandoening, avasculaire botnecrose van het kopje van os metatarsale II, die bekendstaat als ziekte van Köhler II.

Pathogenese
De oorzaak van de aandoening is niet bekend, maar men vermoedt dat een trauma of chronische microtraumata een rol kunnen spelen op een leeftijd waarin de groei van het os naviculare een kritische fase doormaakt. Het os naviculare ossificeert relatief laat, gewoonlijk in het derde of vierde levensjaar en soms, vooral bij jongens, pas in het vijfde jaar;[2] het os naviculare verschijnt als laatste van alle voetwortelbeentjes op een röntgenfoto en is dan waarneembaar als een uiterst klein botfragmentje tussen de andere al verder verbeende voetwortelbeentjes. Het os naviculare bevat gewoonlijk één, maar soms meerdere ossificatiecentra.

Zolang volledige verbening niet heeft plaatsgevonden vormt de groeikern een betrekkelijk zwakke plek tussen de andere voetwortelbeentjes. Daarbij komt nog dat het os naviculare het hoogste punt vormt van het mediale voetgewelf: bij belasten van de voet komen grote compressiekrachten op de bovenzijde van het voetgewelf te staan.[3] Deze compressiekrachten kunnen worden verminderd door ondersteuning van het mediale voetgewelf via een inlay in de schoen.

Het os naviculare vormt het hoogste punt van het mediale voetgewelf. In stand worden compressiekrachten gegenereerd op de bovenzijde van het os naviculare. NB: de illustratie laat een volgroeid skelet zien. De laterale röntgenfoto toont het jeugdige skelet van de hier beschreven zevenjarige jongen.

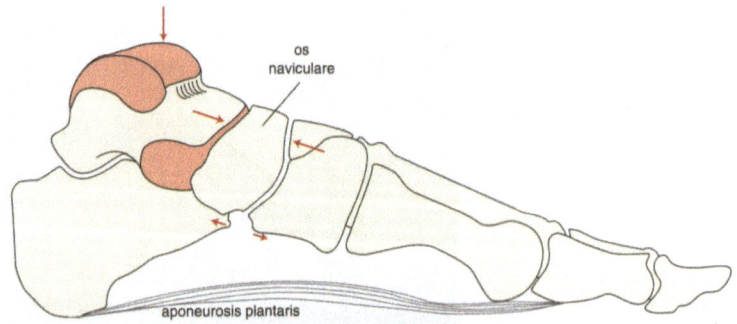

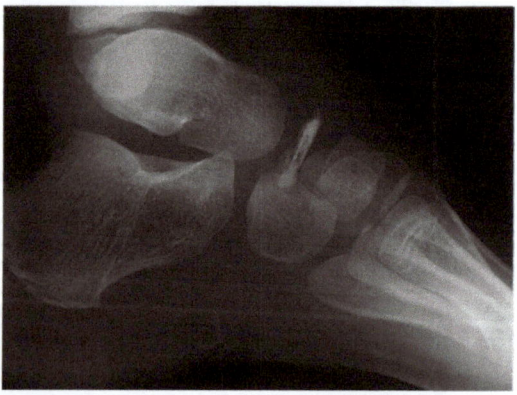

Weergave van de compressiekrachten die uitgeoefend worden op het os naviculare in tenenstand, of bij het afzetten van de voet tijdens het lopen.

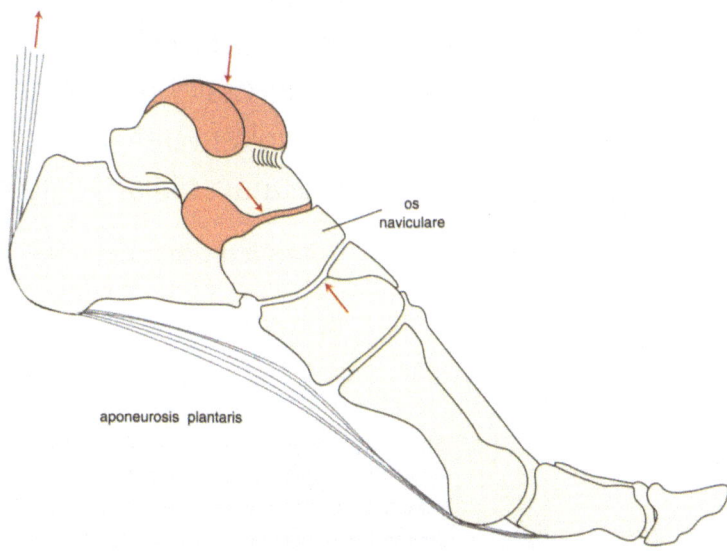

Het is niet uitgesloten dat ook genetische en vasculaire factoren een rol spelen bij het ontstaan van de ziekte van Köhler I.

Onderhavige patiëntencasus betreft een klassiek geval van de ziekte van Köhler I; de aandoening komt vooral voor bij kinderen tussen drie en acht jaar en wordt vaker gezien bij jongens dan bij meisjes.
De ziekte kan in beide voeten tegelijk voorkomen. Symptomen zijn zoals beschreven in de voorgaande patientencasus. De pijn wordt dikwijls veroorzaakt door synoviitis van het talonaviculaire gewricht. Men kan de aandoening beschouwen als een 'self-limiting disease' en afhankelijk van de ernst ervan en het gevolgde beleid zijn de ziekteverschijnselen normaliter na ongeveer een jaar verdwenen.

Literatuur

1 Kohler A. Über eine häufige, bisher anscheinend unbekante Erkrankung einzelner kindlicher Knochen. Münch Med Wochenschr 1908;55:1923-1925.
2 Schmidt H, Freyschmid J. Borderlands of normal and early pathologic findings in skeletal radiography. Köhler/Zimmer. New York: Thieme Medical Publishers, 1993: p. 815.
3 Nordin M, Frankel VH. Basic biomechanics of the musculosceletal system, 3rd ed. Philadelphia: Lippincott Williams & Wilkins, 2001: p. 235.

Hoofdstuk 11
Een zeventienjarige tennisspeelster met progressief toenemende pijn onder de linkervoet ter hoogte van de metatarsofalangeale overgang

Frederik Verstreken en Dos Winkel

Sinds ongeveer vijf maanden klaagde een zeventienjarige tennisspeelster over pijn onder de linkervoet. Aanvankelijk was de pijn alleen tijdens zware belasting aanwezig, maar geleidelijk namen de klachten dusdanig toe, dat zelfs gewoon lopen pijnlijk werd. Patiënte moest stoppen met tennissen.

Haar huisarts vermoedde een doorgezakt dwarsgewelf en verwees de jonge vrouw naar een orthopedisch instrumentmaker, die een (confectie)steunzool aanraadde. Inderdaad werden daarna de klachten tijdens het lopen wel wat minder, maar tennissen was vanwege de pijn nog steeds onmogelijk. Omdat er uiteindelijk geen enkele verbetering optrad werd patiënte naar een fysiotherapeut verwezen (D.W.).

Status praesens
Patiënte heeft geen pijn in rust. Pijnklachten ontstaan tijdens het lopen en de pijn wordt dan in de voorvoet gevoeld, vooral tijdens de afzet.

Inspectie
Geen bijzonderheden, met name is er geen verschil in lengte- en dwarsgewelf tussen de niet-aangedane rechter- en de symptomatische linkervoet.

Palpatie
Er is een geringe zwelling zichtbaar ter hoogte van het kopje van os metatarsale III: palpatie is hier uiterst gevoelig en provoceert de voor patiënte herkenbare pijn.

Functieonderzoek
Het standaardonderzoek van de voet is negatief, maar de beweeglijkheid van het metatarsofalangeale III-gewricht is licht beperkt en zeer pijnlijk in de eindstanden (flexie en extensie).

Interpretatie
De bevindingen van het klinisch onderzoek zijn kenmerkend voor avasculaire necrose van het kopje van os metatarsale III, zoals voor het eerst beschreven door Freiberg in 1914.
In overleg met de huisarts wordt nu conventioneel röntgenonderzoek van beide voeten verricht. Dit toont inderdaad het typische beeld van de ziekte van Freiberg[1], met densificatie en afplatting van het kopje van os metatarsale III. De aandoening wordt ook wel naar Köhler[2] vernoemd, hoewel hij de aandoening pas zes jaar na Freiberg beschreef.

Hoofdstuk 11

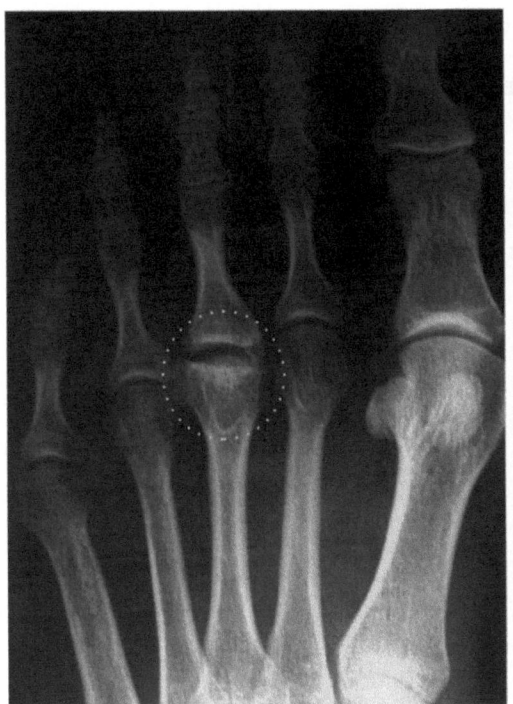
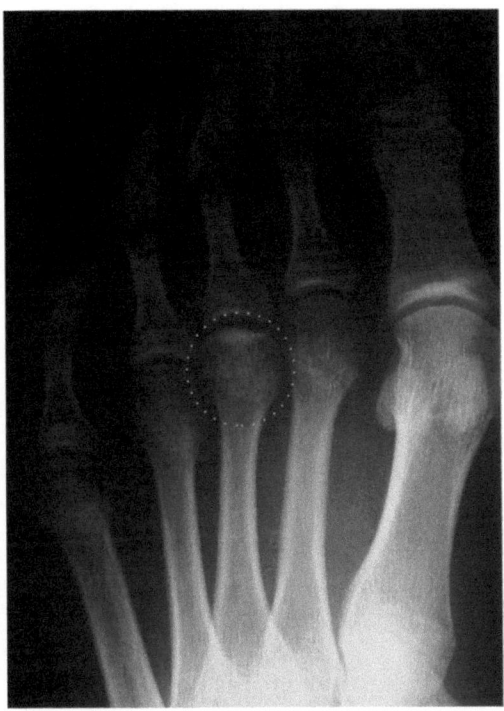

Conventionele voor-achterwaartse röntgenfoto van de linker voorvoet toont densificatie en afplatting van het kopje van os metatarsale III: kenmerkend voor de ziekte van Freiberg.

Conventionele röntgenfoto van de linker voorvoet, twee jaar na het stellen van de diagnose, toont het eindstadium van de aandoening: een permanente misvorming van het kopje van os metatarsale III.

Diagnose Ziekte van Freiberg (ook wel ziekte van Köhler II genoemd): avasculaire necrose van het kopje van os metatarsale III

Therapie

De behandeling is in eerste instantie conservatief: niet, of zo min mogelijk belasten van de aangedane voet. Schoenen met lage hakken voorschrijven om de druk op de voorvoet zo laag mogelijk te houden en een steunzool om het aangedane kopje van os metatarsale zoveel mogelijk te ontlasten. In geval van hevige pijn: lopen met krukken.

In een enkel geval is chirurgische interventie noodzakelijk. Hierbij wordt het gewricht 'schoongemaakt': in het bijzonder losse botfragmentjes worden verwijderd. Eventueel wordt een osteotomie toegepast.

Follow-up

Patiënte heeft haar tenniscarrière moeten opgeven en kan eigenlijk pas na een jaar haar voet weer redelijk belasten. De röntgenfoto toont een jaar na het vaststellen van de aandoening nog steeds een flinke afplatting van het kopje van os metatarsale III.

Weer een jaar later heeft zij nog altijd lichte pijn bij het wat zwaarder belasten van de voorvoet en toont de röntgenfoto het eindstadium van de aandoening: een permanente misvorming van het kopje van os metatarsale III.

Literatuur

1 Freiberg. Infraction of the second metatarsal bone. A typical injury. Surg Gynecol Obstet 1914:19;191-193.

2 Köhler. Eine typische Erkrankung des 2. Metatarsophalangealgelenkes. MMW 45 1920:45;1289-1290.

Addendum: ziekte van Köhler II (ziekte van Freiberg)

Koos van Nugteren

Definitie

De ziekte van Köhler II betreft avasculaire botnecrose van de epifyse (kopje) van os metatarsale II. Dezelfde aandoening kan echter ook optreden in elk van de andere kopjes van de metatarsalia. De centraal gelegen metatarsalia zijn het meest frequent aangedaan.

Pathogenese en etiologie

Avasculaire botnecrose van een metatarsaalkopje in de voorvoet treedt meestal op in de leeftijdsgroep tussen tien en achttien jaar, en soms op volwassen leeftijd. De aandoening wordt vaker bij meisjes gezien dan bij jongens (ongeveer drie keer zo vaak) en bestaat soms bilateraal. Hoewel de oorzaak van de aandoening onbekend is kan men aannemen dat behalve een insufficiënte bloedvoorziening ook mechanische factoren een rol spelen. Opvallend vaak heeft de patiënt een spreidplatvoet;[1] hierdoor kunnen onfysiologisch hoge belastingen optreden tijdens de afzet van de voet op de kopjes van met name de centrale metatarsalia. Het (meestal langste) os metatarsale II is hierbij het meest kwetsbaar; dit metatarsale botje blijkt ook het meest gevoelig voor stressfracturen.[2] Zware belasting op het aangedane metatarsaalkopje veroorzaakt afplatting van de normaliter ronde gewrichtskop. Op den duur zal het kraakbeen beschadigd raken en deformatie van het gewricht is het gevolg.

Het is goed mogelijk dat de epifysairschijven (mede) een rol spelen in het ontstaan van deze aandoening. De epifysairschijven zijn op tienerleeftijd namelijk nog niet gesloten en vormen een kwetsbare plek in de ossa metatarsalia. Het zal duidelijk zijn dat er grote compressiekrachten kunnen optreden in deze epifysairschijven, vooral in tenenstand of bij het stevig afzetten van de voet.

> Het *distale* uiteinde van het os metatarsale I bevat normaliter geen epifysairschijf: deze bevindt zich namelijk in het *proximale* deel. De ziekte van Köhler II komt echter *ook* voor in os metacarpale I: kennelijk is de aanwezigheid van een epifysairschijf niet noodzakelijk voor het ontstaan van de aandoening. Wel blijkt de kans op de ziekte van Köhler II in het os metatarsale I groter indien dit – als anatomische variant – aan het distale uiteinde een extra epifysairschijf heeft.[2]

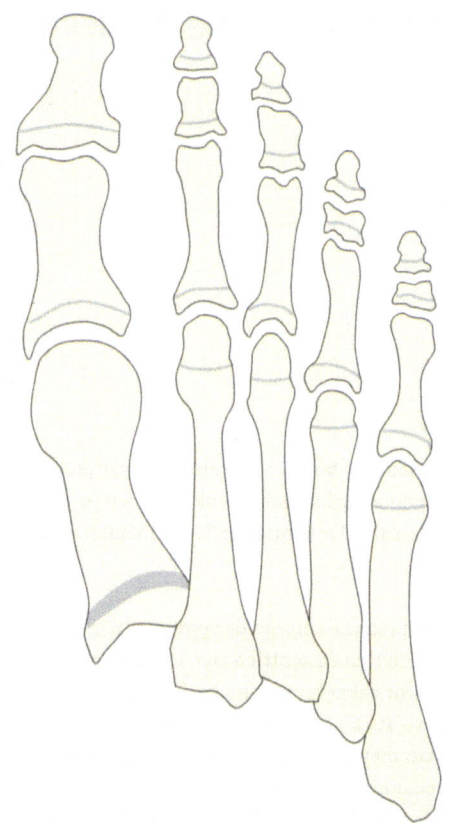
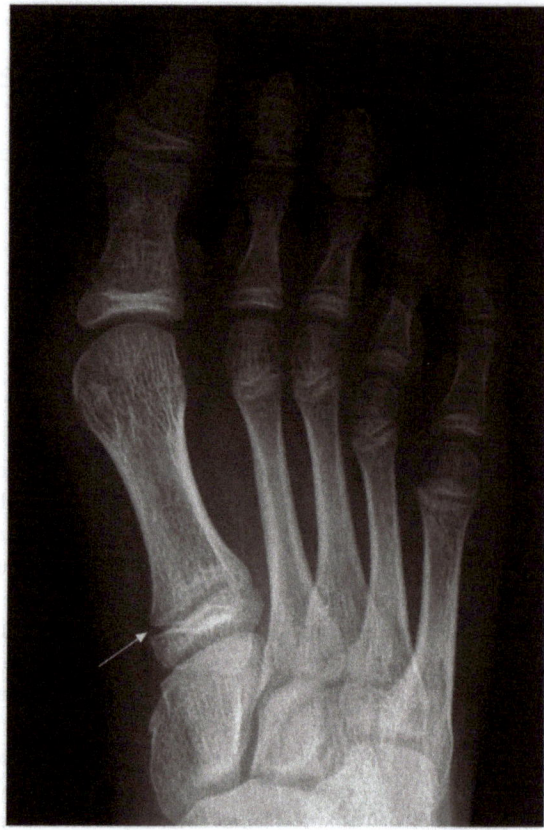

Deze illustratie en röntgenfoto tonen de lokalisaties van epifysairschijven zoals men die gewoonlijk kan waarnemen in de ossa metatarsalia en falangen van kinderen. Variaties hierin zijn mogelijk. Let ook op os metatarsale II, dat (gewoonlijk) het verst naar distaal uitsteekt en op de positie van de epifysairschijf van os metatarsale I. De röntgenfoto is genomen bij een tienjarig meisje.

Diagnostiek en behandeling

- Er bestaat belastingsafhankelijke pijn in de voorvoet. Aangezien vooral tijdens de *afzet* van de voet de kopjes van de metatarsalia worden belast, treedt dikwijls een asymmetrisch looppatroon op waarbij de normale afwikkeling van de aangedane voet is verstoord.
- Er bestaat drukpijn op het aangedane metatarsale kopje, gewoonlijk goed palpabel aan de plantaire zijde van de voet.
- Soms zijn er een lokale zwelling, pijn en bewegingsbeperking van het gewricht.
- Een botscan laat al in het beginstadium het kenmerkende beeld zien van avasculaire botnecrose.[3] Dit geldt ook voor een MRI-opname.
- Röntgenologisch hoeven bij beginnende klachten nog geen afwijkingen zichtbaar te zijn. Geleidelijk zullen subchondrale (osteoporotische) veranderingen zichtbaar worden en uiteindelijk kan men op de röntgenfoto een afplatting van het normaliter ronde kopje waarnemen, of zelfs een holle 'bekervormige' verandering. Daarbij ziet men vaak een verbreding van het distale deel van het os metatarsale: het gewricht past zich als het ware aan door het steunoppervlak te verbreden.

De rode pijlen tonen de vormverandering aan het kopje van os metatarsale II als gevolg van de ziekte van Köhler II; na afplatting van de gewrichtskop (B) ontstaat geleidelijk een bekervorm (C) of zelfs een trechtervorm (D), wat goed zichtbaar te maken is op een röntgenfoto. Daarbij ziet men vaak een verbreding van het distale deel van os metatarsale (C en D).

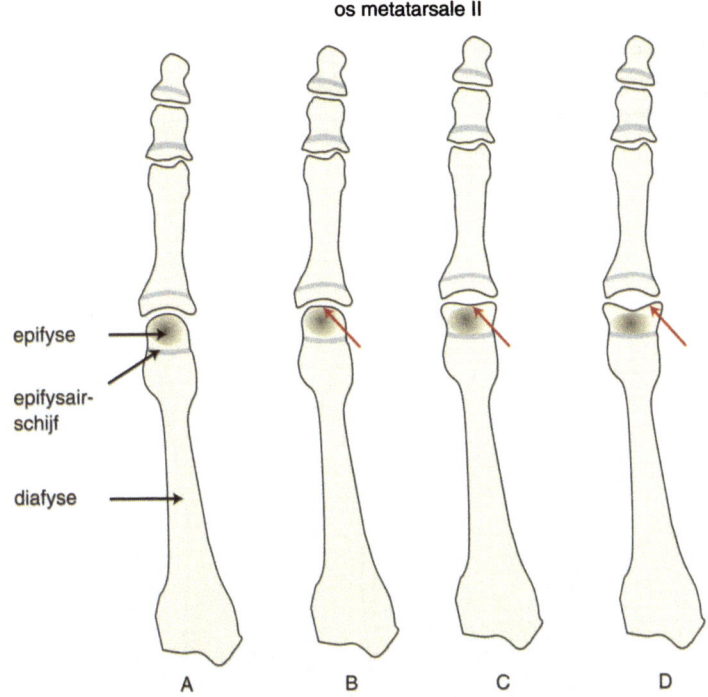

Conservatieve therapie

Conservatieve behandeling bestaat uit het ontlasten van de voet met de bedoeling om verdere vervorming van de gewrichtskop te voorkomen en het aangedane botweefsel de tijd te geven zich te herstellen. Afhankelijk van het stadium van de aandoening kan men dit bewerkstelligen door:
- een inlegzooltje in de schoen waarbij de voet extra wordt ondersteund tot aan het kopje van het aangedane os metatarsale zodat dit minder zwaar wordt belast;
- sportverbod; weinig lopen; niet lopen op hoge hakken;
- lopen met krukken waarbij men de voet gering belast, of zelfs volledig ontlast;
- loopgips.

Operatie

Diverse operatieve behandelprocedures zijn beschreven:
- verwijdering van corpora libera;
- verkortingsosteotomie van het os metatarsale[4];
- bij ernstige secundaire degeneratieve veranderingen van het gewricht kan resectie van het kopje van het os metatarsale nodig zijn;
- artroscopische behandeling[5] met débridement van het gewricht en boringen door de kop teneinde de bloedvoorziening te herstellen;*
- wig-osteotomie van de metatarsale hals: het kopje van het os metatarsale wordt zodanig gekanteld dat het aangedane kraakbeen wordt weggedraaid

---

* Zie Orthopedische Casuïstiek: addendum over osteochondritis dissecans na Casus E 24. Houten: Bohn Stafleu Van Loghum, 2004.

Een inlay in de schoen waarbij de voet 'retrocapitaal' extra wordt ondersteund zorgt voor minder hoge belastingen op de metatarsale kopjes.
(Naar Hefti)[1]

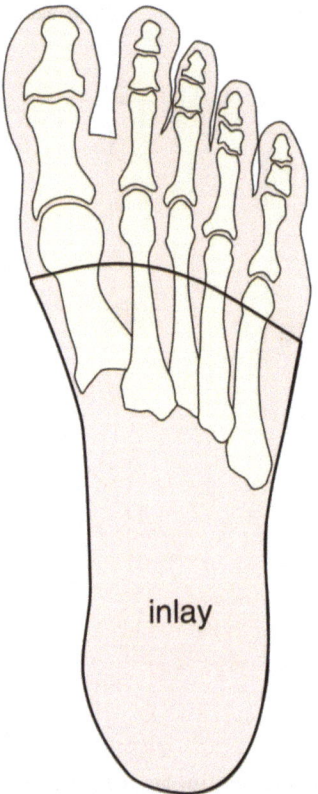

van het tegenoverliggende kraakbeen van de falanx waardoor er relatief gezond kraakbeen in het metatarsofalangeale gewricht terechtkomt.[6]

Literatuur

1 Hefti F. Fusschmerzen. Orthopäde 1999 Feb;28(2):173-9.
2 Schmidt H, Freyschmid J. Borderlands of normal and early pathologic findings in skeletal radiography. Köhler/Zimmer. New York: Thieme Medical Publishers, 1993: p. 849.
3 Verhaar JAN, Linden AJ van der. Orthopedie. Houten: Bohn Stafleu Van Loghum, 2001: p. 849.
4 Smith TW, Stanley D, Rowley D. Treatment of Freiberg's disease. A new operative technique. J Bone Joint Surg Br 1991;73:129-30.
5 Maresca G, Adriani E, Falez F, Mariani PP. Arthroscopic treatment of bilateral Freiberg's infraction. Arthroscopy 1996 Feb;12(1):103-8.
6 Chao KH, Lee CH, Lin LC. Surgery for symptomatic Freiberg's disease: extraarticular dorsal closing-wedge osteotomy in 13 patients followed for 2-4 years. Acta Orthop Scand 1999 Oct;70(5):483-6.

Hoofdstuk 12
Geleidelijk ontstane pijnklachten onder de rechter voorvoet bij een tienjarige tennisspeelster

Bert Vanermen en Koos van Nugteren

Een tienjarig meisje, fervent tennisspeelster, werd verwezen voor orthopedisch onderzoek wegens klachten aan haar rechter voorvoet. De pijn bestond al ruim een half jaar en werd aanvankelijk vooral gevoeld tijdens en na tenniswedstrijden. Vooral springen en landen op de aangedane voet werden als pijnlijk ervaren. Zij probeerde de pijn te voorkomen door op een bepaalde manier haar voorvoet te ontlasten, maar enkele maanden na het begin van de klachten begonnen ook de achillespees en de onderkant van de hiel pijnlijk te worden.
De afgelopen paar maanden namen de klachten van patiënte zodanig toe dat ook haar looppatroon erdoor werd beïnvloed. Inmiddels waren al verscheidene onderzoeken gedaan, maar de oorzaak van de klachten was nog niet bekend. MRI en echografisch onderzoek konden geen duidelijke diagnose aan het licht brengen.
Patiënte had ook al diverse behandelingen ondergaan wegens een veronderstelde tendinitis van de achillespees en een hielspoor: een hakverhoging en gipsimmobilisering hadden echter geen resultaat opgeleverd.

Status praesens — De pijn wordt gevoeld in de voorvoet, vooral aan de mediale zijde. Patiënte voelt de pijn alleen wanneer zij de voet belast.

Inspectie — Er is sprake van een uitgesproken hoog mediaal voetgewelf aan de rechterzijde.

Functieonderzoek — Het functieonderzoek is negatief. De mobiliteit van de gewrichten is normaal en de afgenomen weerstandstests zijn negatief.

Palpatie — Er is geen temperatuurverschil met de niet-aangedane zijde. Wel is er drukpijn op te wekken iets lateraal onder het kopje van os metatarsale I. Het betreft de voor patiënte herkenbare pijn. Aan de niet-aangedane zijde bestaat geen drukpijn.

Interpretatie — Iets lateraal van de kop van os metatarsale I bevindt zich het laterale sesambeentje. Dit vormt samen met het meer mediaal gelegen sesambeentje en de ertussen liggende kop van het os metatarsale een soort steunvlak waarop de voorvoet rust wanneer men op de tenen staat. Ook bij het afzetten van de voet rust op dit 'steunvlak' het totale lichaamsgewicht. Als sprake is van een holvoet, zoals bij deze patiënte het geval is, kan gemakkelijk overbelasting van de eerste straal optreden ter plaatse van de sesambeentjes. Besloten wordt dan ook dit deel van de voet nauwkeurig radiografisch te onderzoeken.

Aanvullend onderzoek

Er worden diverse röntgenfoto's gemaakt. De röntgenfoto waarop het laterale sesambeentje zichtbaar is toont een duidelijk pathologisch beeld, namelijk avasculaire necrose.

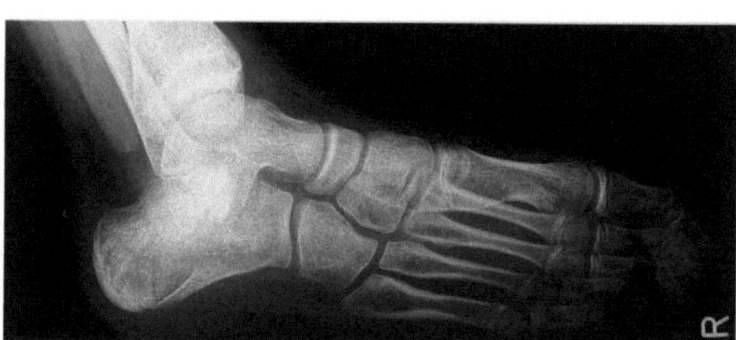

Conventionele oblique (onder een schuine hoek genomen) röntgenfoto van de rechtervoet laat geen bijzondere afwijkingen zien. Let op de nog goed zichtbare epifysairschijven van de ossa metatarsalia en de falangen.

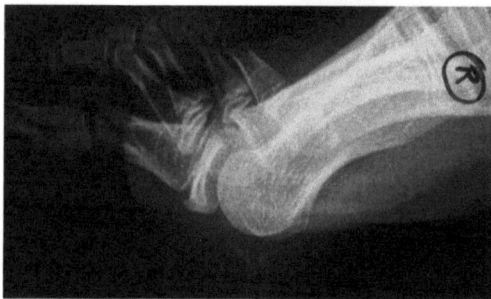
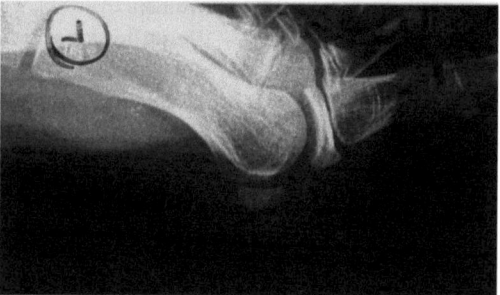

Het laterale sesambeentje van de rechtervoet vertoont pathologie in de zin van avasculaire necrose. Dezelfde opname van het sesambeentje van de linkervoet vertoont geen afwijkingen.

Diagnose Avasculaire botnecrose van het laterale os sesamoideum onder het kopje van os metarsale I

Therapie

In eerste instantie bestaat de behandeling uit het ontlasten van het aangedane sesambeentje. Dit kan men op verschillende manieren realiseren:
- sportverbod en betrekkelijke rust. Eventueel lopen met krukken;
- voorschrijven van speciale steunzolen met een uitsparing ter hoogte van het sesambeentje;
- loopgips gedurende een aantal weken met als bedoeling de voorvoet volledig te ontlasten.

Heeft conservatief beleid geen uitwerking dan kan het os sesamoideum operatief worden verwijderd. De resultaten die hiervan worden beschreven zijn goed, ook op lange termijn.[1]

Follow-up

Patiënte reageert niet gunstig op de diverse conservatief-therapeutische mogelijkheden en wordt uiteindelijk geopereerd. Na de operatie mag patiënte op geleide van de pijn de voet weer belasten. Hoewel de voet in eerste instantie nog gevoelig is door de operatie is de vroegere pijn geheel verdwenen. Na twee maanden begint het meisje weer met haar eerste tennistraining.

Bespreking

Anatomie en functie
Diverse sesambeentjes worden aangetroffen aan de plantaire zijde van de voet: de twee sesambeentjes onder het kopje van os metatarsale I zijn vrijwel altijd aanwezig.[a] Ze liggen ingebed in een dik gewrichtskapsel en de bovenzijde is bekleed met hyalien kraakbeen: de sesambeentjes articuleren met de kop van het os metatarsale I:[3] er is dus sprake van een normaal synoviaal gewricht dat te vergelijken is met het patellofemorale gewricht van de knie, maar dan veel kleiner. Aan de ossa sesamoidea van het metatarsofalangelae gewricht insereren de volgende pezen:
- het *mediale* os sesamoideum: de mediale kop van de m. flexor hallucis longus en de m. abductor hallucis;
- het *laterale* os sesamoideum: de laterale kop van de m. hallucis brevis en de m. adductor hallucis.

De sesambeentjes van het eerste metatarsofalangeale gewricht beschermen de pezen van de voornoemde spieren bij het belasten van de voet en geven een mechanisch voordeel door een gunstiger hoek waaronder de eindpezen kunnen insereren aan de falanx van de grote teen. Verder absorberen ze een deel van de kracht die door het lichaamsgewicht op de mediale voorvoet wordt uitgeoefend: ze tillen als het ware het kopje van os metatarsale I van de grond op en verminderen de frictie tussen de desbetreffende pezen en het metatarsofalangeale gewricht.[2]

Meestal is er ook een os sesamoideum aanwezig onder de kopjes van os metatarsale II en V, zelden wordt er een aangetroffen onder het os metatarsale III en IV.[3] Allerlei variaties in aantal en vorm zijn hierbij mogelijk. Ook kunnen verschillen bestaan in aantal en vorm tussen de ossa sesamoidea van de linker- en de rechtervoet bij dezelfde persoon. Soms, in ongeveer 4% van de gevallen[4], bestaat een os sesamoideum uit twee gescheiden delen ('bipartite' os sesamoideum): meestal betreft dat het mediale os sesamoideum van het metatarsofalangeale I-gewricht bij vrouwen. Het voorkomen van bipartite ossa sesamoidea maakt het soms lastig de entiteit met een fractuur goed te differentiëren. Fracturen treden typisch op bij het hard neerkomen op de voorvoet na een val of na een sprong.

---

[a] In zeldzame gevallen ontbreekt het mediale en in zeer zeldzame gevallen ontbreekt het laterale sesambeentje.[2]

Mogelijke lokalisaties van ossa sesamoidea van de voet: plantair aanzicht.
(Naar Köhler)[3]

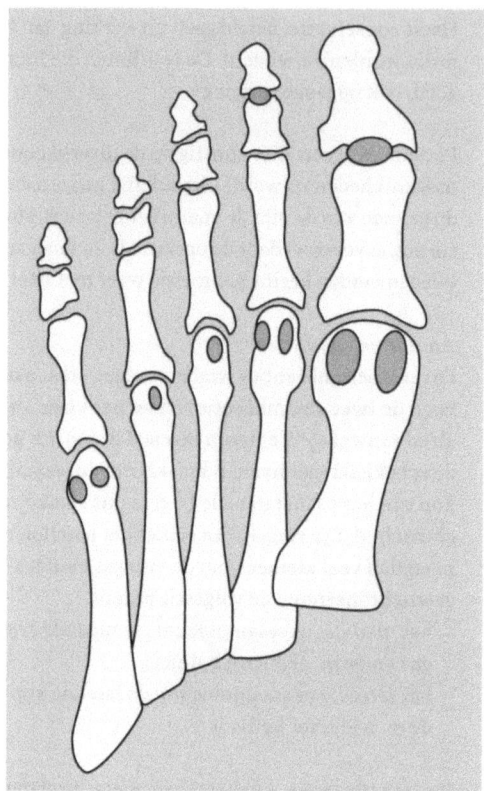

Ossa sesamoidea ontwikkelen zich uit groeikernen bij meisjes op een leeftijd van negen à tien jaar en bij jongens tussen elf en twaalf jaar. Enige variatie hierin is mogelijk.

Pathologie

Er bestaan diverse vormen van pathologie van de ossa sesamoidea en ermee samenhangende weke delen rondom het eerste metatarsofalangeale gewricht van de voet.[5] Pijn kan ontstaan door artritis, door congenitale, traumatische, infectieuze of door ischemische oorzaken.[6] Aangezien er in dit gebied vele structuren aanwezig zijn die pijn kunnen veroorzaken is het vaak lastig de juiste diagnose te stellen. Differentiaaldiagnostisch kan worden gedacht aan niet minder dan dertig verschillende mogelijkheden.[5]

Avasculaire necrose
Avasculaire botnecrose van een van de ossa sesamoidea wordt zelden gezien.[7] Kliman et al. (1983)[8] beschreven zes gevallen van osteochondritis[b] van sesambeentjes van het metatarsofalangeale gewricht van de voet. De aandoening werd voornamelijk aangetroffen bij jonge vrouwen. Deze auteurs noemden *stressfracturen* als mogelijke oorzaak. Dansers die veelvuldig hun voor-

---

[b] De termen osteochondritis en osteochondrose zijn verwarrend: het betreft aandoeningen van bot- en kraakbeenweefsel waarbij in de praktijk vaak avasculaire necrose wordt bedoeld.

voet belasten lopen een verhoogde kans op de aandoening.[9] Er worden echter ook gevallen beschreven van avasculaire necrose bij personen bij wie geen sprake was geweest van bijzondere belasting van de voorvoet.[1]

Chamberland et al. (1993)[10] bestudeerden de intraossale vascularisatie van de desbetreffende sesambeentjes en vermoedden een *vasculaire* oorzaak van deze vorm van necrose.

Waarschijnlijk kunnen (mini)traumatische voorvallen of overbelasting bij een al verminderde vascularisatie van het os sesamoideum de aandoening manifest maken. In dat opzicht lijkt de aandoening op andere 'osteochondrotische aandoeningen', bijvoorbeeld de ziekten van Perthes, Osgood-Schlatter, Sever en Köhler I. Het beeld dat men kan zien bij microscopisch onderzoek van een aangedaan os sesamoideum komt dan ook overeen met het beeld bij idiopathische avasculaire botnecrose van de femurkop.[1]

De hier beschreven patiëntencasus betreft een tienjarig meisje bij wie de vorming van het os sesamoideum net heeft plaatsgevonden en mogelijk nog aan de gang is. Deze casus illustreert nog eens de kwetsbaarheid van zich nog vormende ossale structuren in het menselijk lichaam.

Literatuur

1 Ogata K, Sugioka Y, Urano Y, Chikama H. Idiopathic osteonecrosis of the first metatarsal sesamoid. Skeletal Radiol 1986;15(2):141-5.
2 Jeng CL, Maurer A, Mizel MS. Congenital absence of the hallux fibular sesamoid: a case report and review of the literature. Foot Ankle Int 1998 May;19(5):329-31.
3 Schmidt H, Freyschmidt J. Borderlands of Normal and Early Pathological Findings in Skeletal Radiography. Kohler/Zimmer, 4th ed. New York: Thieme Medical Publishers, 1993: p. 853-7.
4 Aseyo D, Nathan H. Hallux sesamoid bones. Anatomical observations with special reference to osteoarthritis and hallux valgus. Int Orthop 1984;8(1):67-73.
5 Oloff LM, Schulhofer SD. Sesamoid complex disorders. Clin Podiatr Med Surg 1996 Jul;13(3):497-513.
6 Taylor JA, Sartoris DJ, Huang GS, Resnick DL. Painful conditions affecting the first metatarsal sesamoid bones. Radiographics 1993 Jul;13(4):817-30.
7 Toussirot E, Jeunet L, Michel F, Kantelip B, Wendling D. Avascular necrosis of the hallucal sesamoids update with reference to two case-reports. Joint Bone Spine 2003 Aug;70(4):307-9.
8 Kliman ME, Gross AE, Pritzker KP, Greyson ND. Osteochondritis of the hallux sesamoid bones. Foot Ankle 1983 Jan-Feb;3(4):220-3.
9 Sammarco GJ. The foot and ankle in classical ballet and modern dance. In Jahss MH: Disorders of the foot. Philadelphia: Saunders, 1982: hoofdstuk 59.
10 Chamberland PD, Smith JW, Fleming LL. The blood supply to the great toe sesamoids. Foot Ankle 1993 Oct;14(8):435-42.

Ossificatiecentra: verschijnen en fusie

De vermelde leeftijden zijn schattingen gebaseerd op verschillende bronnen.[1,2,3] De leeftijden gelden voor jongens; bij meisjes verschijnen en fuseren de ossificatiecentra gewoonlijk eerder dan bij jongens.

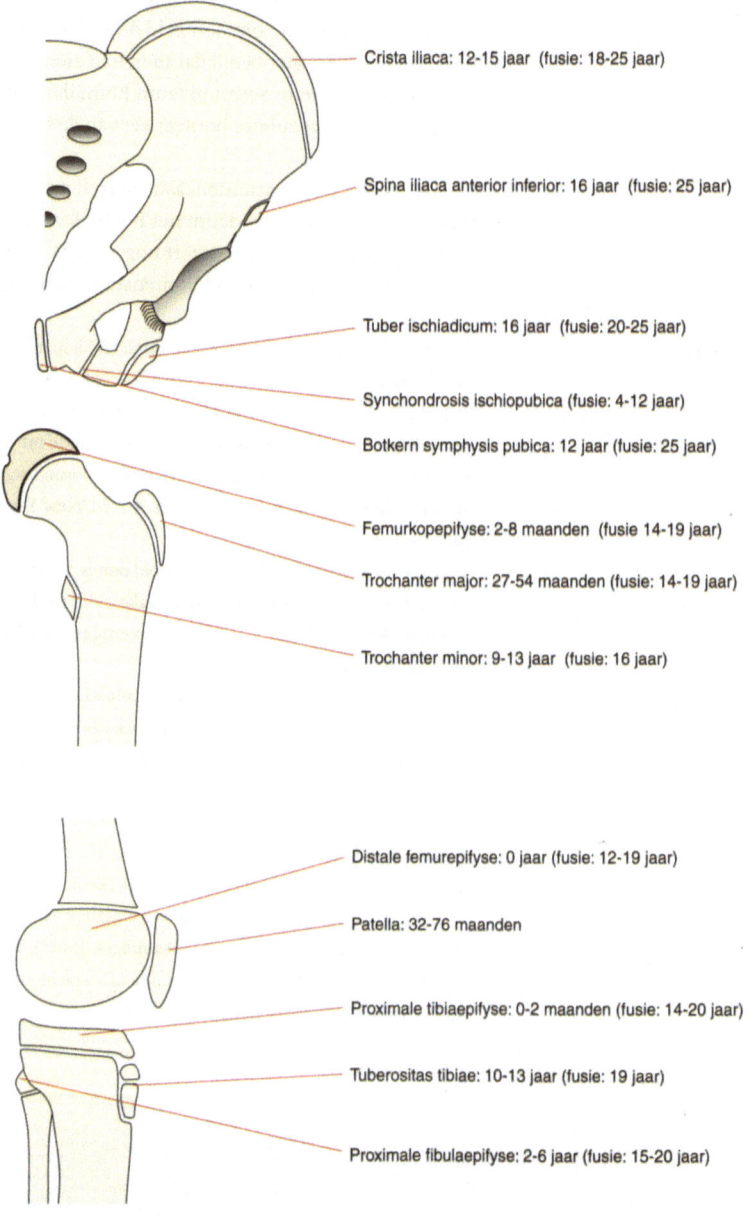

Crista iliaca: 12-15 jaar (fusie: 18-25 jaar)

Spina iliaca anterior inferior: 16 jaar (fusie: 25 jaar)

Tuber ischiadicum: 16 jaar (fusie: 20-25 jaar)

Synchondrosis ischiopubica (fusie: 4-12 jaar)

Botkern symphysis pubica: 12 jaar (fusie: 25 jaar)

Femurkopepifyse: 2-8 maanden (fusie 14-19 jaar)

Trochanter major: 27-54 maanden (fusie: 14-19 jaar)

Trochanter minor: 9-13 jaar (fusie: 16 jaar)

Distale femurepifyse: 0 jaar (fusie: 12-19 jaar)

Patella: 32-76 maanden

Proximale tibiaepifyse: 0-2 maanden (fusie: 14-20 jaar)

Tuberositas tibiae: 10-13 jaar (fusie: 19 jaar)

Proximale fibulaepifyse: 2-6 jaar (fusie: 15-20 jaar)

Ossificatiecentra

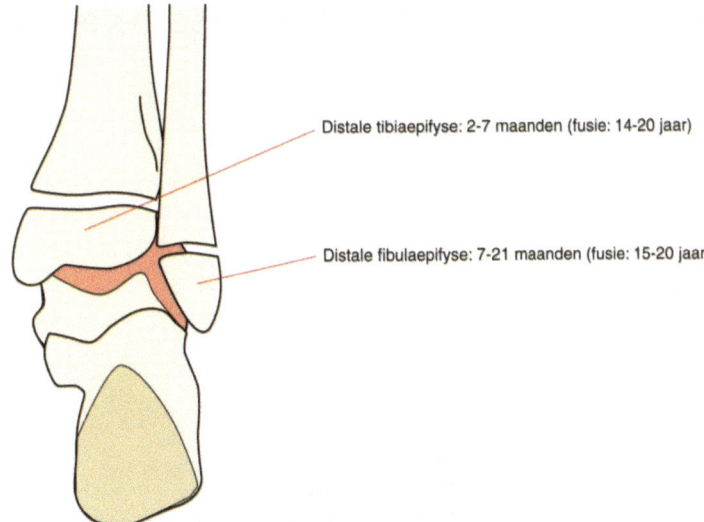

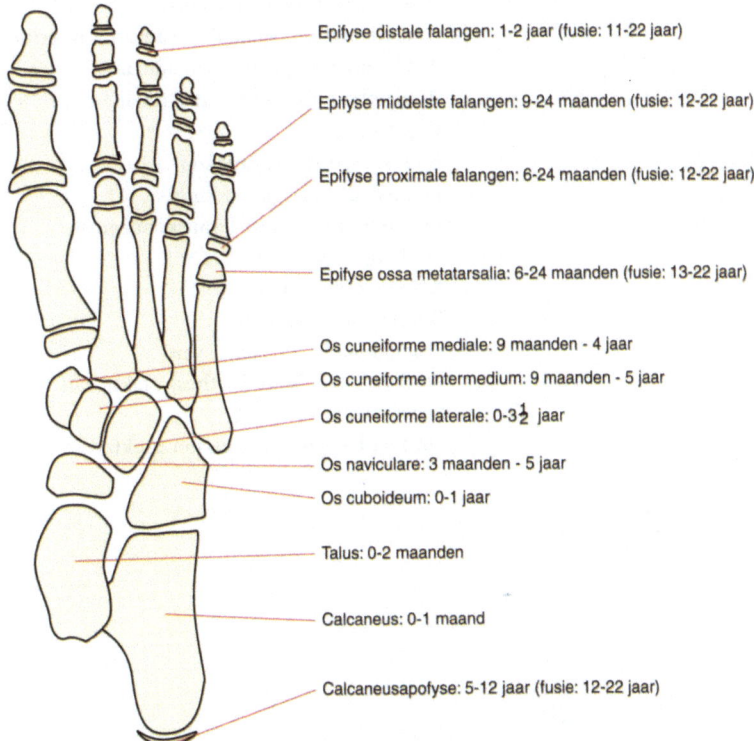

1. Hensinger RN. Standards in Pediatric Orthopedics. New York: Raven Press, 1986.
2. Schmidt H, Freyschmidt J. Borderlands of normal and early pathological findings in skeletal radiography. Kohler/Zimmer, 4th ed. New York: Thieme Medical Publishers Inc, 1993.
3. Lovell & Winter's Pediatric Orthopaedics, 5th ed.vol II. Philadelphia: Lippincott William & Wilkins, 2001.

Register van beschreven aandoeningen

Apophysitis calcanei	hoofdstuk 9
Apophysitis patellae	hoofdstuk 7
Avasculaire botnecrose, kopje van os metatarsale III	hoofdstuk 11
Avasculaire botnecrose, laterale os sesamoideum	hoofdstuk 12
Avasculaire botnecrose, os naviculare pedis	hoofdstuk 10
Avasculaire fibulakopnecrose	hoofdstuk 8
Avulsiefractuur, spina iliaca anterior inferior	hoofdstuk 1
Avulsiefractuur, tuber ischiadicum	hoofdstuk 2
Avulsiefractuur, tuberositas tibiae	hoofdstuk 6
Coxitis fugax	hoofdstuk 3
Epifysitis, distale fibulakop	hoofdstuk 8
Epiphysiolysis capitis femoris	hoofdstuk 4, 5
Juveniele avasculaire femurkopnecrose	hoofdstuk 7
Freiberg, ziekte van	hoofdstuk 11
Köhler, ziekte van (I)	hoofdstuk 10
Köhler, ziekte van (II)	hoofdstuk 11
Osgood-Schlatter, ziekte van	hoofdstuk 6
Perthes (Legg-Calvé-Perthes), ziekte van	hoofdstuk 3
Sever, ziekte van	hoofdstuk 9
Sinding-Larsen en Johansson, ziekte van	hoofdstuk 7, 9

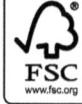

MIX
Papier aus verantwortungsvollen Quellen
Paper from responsible sources
FSC® C105338

If you have any concerns about our products,
you can contact us on
ProductSafety@springernature.com

In case Publisher is established outside the EU,
the EU authorized representative is:
**Springer Nature Customer Service Center GmbH
Europaplatz 3, 69115 Heidelberg, Germany**

Printed by Libri Plureos GmbH
in Hamburg, Germany